患者数日本一の名医が教える

潰瘍性大腸炎の本
（増補改訂版）

東京山手メディカルセンター　炎症性腸疾患内科 診療部長

吉村 直樹

はじめに

　この本を手に取られたということは、あなた自身、もしくはあなたのご家族や親しい人が「潰瘍性大腸炎」と診断されたのでしょうか？　「難病で治らないと言われた」「食べ物を一生制限しなくてはいけない」「将来はどうなってしまうのだろう」などと不安を感じている方も多いと思います。しかし、潰瘍性大腸炎は日本では「最も多い難病」のひとつで、現在の患者数は20万人を超えており、今では「珍しい病気」とは言えない病気になっているのです。

　にも関わらず、他の医療施設から紹介されてきた患者さんと実際に診察室でお話をして、潰瘍性大腸炎について誤った考え方をしている人の多いことに驚きます。患者さんだけでなく、潰瘍性大腸炎についての標準的な治療を理解しないでステロイドを漫然と何年も処方している内科医も少なくありません。ステロイドの長期維持投与などの不適切な治療が続くと、再燃、再燃の繰り返しで病状が落ち着いた寛解期がない、薬剤の副作用で日常生活に支障をきたすなどの問題が必ず起こります。したがって、患者さん自身も潰瘍性大腸炎について正しい知識をもつことが必要です。そう、キチンと適切な治療を受けていれば、潰瘍性大腸炎なんて怖い病気ではないのです。勉強や仕事、結婚、妊娠・出産、海外旅行やスポーツだって健康な人と同じようにできるのです。これ

は潰瘍性大腸炎の患者さんをたくさん診療してきた私が実感している事実です。

　欧米は潰瘍性大腸炎の患者数が日本と比べて格段に多く、治療にも一日の長があります。しかし、日本でも近年患者数の増加に伴いこの分野の研究、治療は飛躍的に進歩し、支障なく日常生活を送れる患者さんの数も確実に増えています。私は長年、潰瘍性大腸炎の研究と治療に取り組んできました。かつて勤めていた千葉大学医学部附属病院と現在の職場である東京山手メディカルセンター（旧名・社会保険中央総合病院）においてたくさんの患者さんと接する機会に恵まれました。現在でもおよそ1000人の潰瘍性大腸炎の患者さんを診療しています。医学的なエビデンス（証拠）や私の診療経験を踏まえて、患者さんやご家族の方に潰瘍性大腸炎についての理解を深めて頂けることを願ってこの本を書きました。

　重要なことは正しい知識を持って適切な治療を受けることです。この本を読んで「寛解導入治療」と「寛解維持治療」の違い、ステロイドの適切な使い方、食事、日常生活に制限が少ないことなどを理解し、潰瘍性大腸炎と上手に付き合って頂けたら幸いです。

目　次

潰瘍性大腸炎は
こんな病気です

大腸の構造とその働き

▶ 大腸は消化管の一部

　潰瘍性大腸炎という病気についてお話しする前に、この病気の症状が起こる場所（臓器）＝大腸について、紹介したいと思います。

　口から食べ物や飲み物が入ると、最後には肛門から出てきます。これは人間の体に1本のつながった管、消化管が通っているからです。消化管は口腔、咽頭、食道、胃、小腸、大腸、肛門からなっ

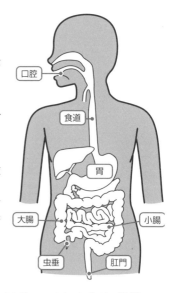

ています。その働きは、食物を分解して消化・吸収を行う機能と、人体のエネルギーとなる栄養を運ぶ運動機能であり、人間が生きていくための最も重要な器官なのです。

　さて、消化管の一部を形成する大腸をさらに細かく分けると盲腸、結腸、直腸に区分されます。結腸は、「コ」の字を伏せたような形をしていて、それぞれの場所に、上行結腸、横行結腸、下行結腸、S状結腸という名前がついています。大腸の主な働きは、小腸までの消化管で消化・吸収しきれなかった水分、ミネラル、ビタミンを再吸収し、大便を形作ることです。結腸という管の壁は四層構造になっていて、内側（便が通る側）から粘膜、粘膜下層、固有筋層、漿膜

と呼んでいます。

▶ 盲腸と虫垂

　盲腸は、小腸の最後の部分で
ある回腸からつながっています
が、この境目に「回盲弁」とい
うトビラのようなものがあり、

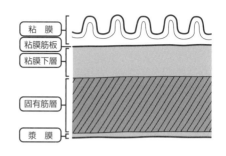

大腸の粘膜

腸内容物の逆流を防止しています。盲腸の「盲」は、「突き抜けて
いない」という意味で、大腸の行き止まり、つまり終着駅となっ
ているのです。盲腸の端の部分からピョコリと伸びている細長い
ヒモ状の突起を虫垂と呼びます。虫垂も大腸の一部で、以前は必
要のない器官だといわれたこともありました。しかし、今日では
免疫に関連する働きがあるのではないかと見直されてきています。
よく耳にする盲腸（炎）というのは実は盲腸の炎症ではなく、こ
のヒモ状の突起の炎症のことですので医学的には虫垂炎と呼ぶの
が正しいのです。

▶ 結腸の呼び方

　結腸は、大腸のほとんどを占める器官ですが、先ほど述べたよ
うに伏せた「コ」の字型をしており、体の右手側から上行結腸、
左手方向に横に伸びる横行結腸、足の方向に下がっている下行結
腸、下行結腸から直腸へ向け「Ｓ」の字状にくねっているＳ状結
腸に分けられます。あとで詳しく説明しますが、潰瘍性大腸炎で

は病変の範囲により「左側大腸炎型」などという分け方をします。この場合の「左側」とは、横行結腸と下行結腸の曲がり角（脾臓のある位置であることから「脾彎曲部」と呼びます）から肛門側（つまり直腸から下行結腸まで）のことです。また「遠位大腸炎

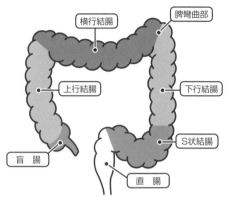

結腸の区分

型」というのはS状結腸とその肛門側（つまり直腸からS状結腸まで）に病変が限局しているタイプの潰瘍性大腸炎のことで、この「遠位」とは口側から見て「遠いところ」を意味しています。

▶ 直腸の働き

　大腸の最後の部分が直腸です。長さ約15cmのまっすぐな器官で、下半分を直腸膨大部と呼び、大便やガスを溜められるように太い構造になっています。直腸のすぐ下に肛門があり、肛門括約筋という筋肉の働きで大便の自然な排泄が行われるのです。

　大腸は自律神経の影響を受けやすく、ストレスなどによりぜん動運動などの大腸の働きが阻害されることがあります（消化管全体にその傾向があります）。大腸が正常に働かなくなると、下痢や腹痛が起こったり、貧血・低栄養などのさまざまな症状が現れたりします。

潰瘍性大腸炎はこんな病気

▶「いわゆる難病」

　少し難しいお話ですが、海外における潰瘍性大腸炎の定義を紹介します。

　世界保健機構（WHO）の医科学国際組織委員会（CIOMS）の定義によれば、『主として粘膜と粘膜下層をおかす、大腸とくに直腸の特発性、非特異性の炎症性疾患。30歳以下の成人に多いが、小児や50歳以上の年齢層にもみられる。原因は不明で、免疫病理学的機序や心理学的要因の関与が考えられている。通常血性下痢と種々の程度の全身症状を示す。長期にわたり、かつ大腸全体をおかす場合には悪性化の傾向がある』（厚生労働省班会議　潰瘍性大腸炎診断基準（2019年1月改訂）　より）となっています。

　よくわかりませんね（笑）。では、上の定義を踏まえながら、わかりやすく解説していきましょう。潰瘍性大腸炎は、その名の通り大腸粘膜に炎症が生じ、潰瘍やただれができて下痢や下血をきたす病気です。原因がまだわかっていないため、治療も対症療法（病気の原因そのものをたたくのではなく、現れた症状を抑えてコントロールする治療）が中心になります。原因不明であり完治を目指す根治治療がみつかっていないということから厚生労働省が「指

定難病」に定めています。

　実は、医学的に「難病」の定義は定まっていません。1972年に厚生省（当時）が発表した「難病対策要綱」には「（1）原因不明、治療方針未確定であり、かつ、後遺症を残す恐れが少なくない疾病、（2）経過が慢性にわたり、単に経済的な問題のみならず介護等に著しく人手を要するために家族の負担が重く、また精神的にも負担の大きい疾病」とあります。現在の国の難治性疾患克服研究事業では「症例数が少なく、また原因不明であるため完治する治療方法がまだ確立されておらず、病状も慢性的に経過するため医療費がかさみ、生活面でも長期にわたり負担が大きい疾患」を対象にしています。

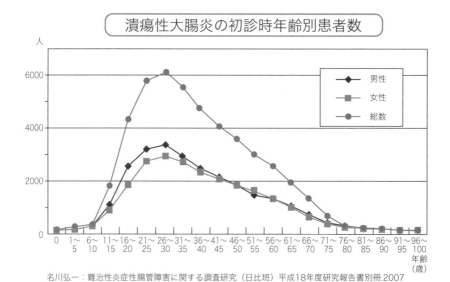

潰瘍性大腸炎の初診時年齢別患者数

名川弘一：難治性炎症性腸管障害に関する調査研究（日比班）平成18年度研究報告書別冊.2007

今、「症例数が少なく」という文言がありましたが、実は潰瘍性大腸炎の患者さんは近年増加し続けています。1990年頃には２万人だった患者さんは、2008年には10万人を超え、医療受給者証の交付件数では2017年現在、約13万人となっています（次ページ表）。表では2017年にぐんと減っているように見えますが、これは第5章でお話しする制度の変更により軽症者がカウントされなくなったからで、厚労省研究班の最近の調査によれば潰瘍性大腸炎の実質の患者数は20万人を超えると報告されています。男性と女性で発症率に差はなく、発症年齢は20歳代の若年者に多く認められます。もちろん、小児や高齢者での発症もあります。また潰瘍性大腸炎そのものは悪性の病気ではなく、一般の健康な人と比較しても生存率は変わらないと報告されています。現在、潰瘍性大腸炎の治療はものすごい早さで進歩しています。したがって多くの患者さんが「難病」という響きから連想されるような辛くて苦しい療養生活とはまったく無縁の生活を送っているのが現状です。定期的に通院して（例えば１〜３ヵ月に1回など）、絶対に欠かすことのできないお薬をきちんと内服していれば、一般の健康な人と変わらない日常生活が送れるのです。

　少し前に潰瘍性大腸炎は「指定難病」の対象になっているとお話ししましたが、現在は潰瘍性大腸炎を含む約300の疾患（病気）について原因究明や治療法の確立を目指して研究事業が行われています。そしてこれら指定難病の医療費の一部を国と地方自治体が助成してくれています。この制度を利用するためには、毎年申請が必

第一章　潰瘍性大腸炎はこんな病気です

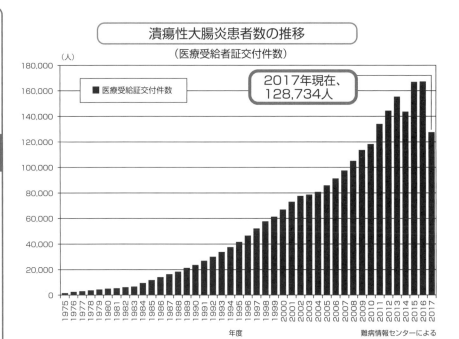

潰瘍性大腸炎患者数の推移
（医療受給者証交付件数）

（人）

■ 医療受給証交付件数

2017年現在、
128,734人

年度　　　　　　　　　　　　　難病情報センターによる

要であり、認定基準に従って「指定難病医療受給者証」が交付され、医療費の助成が受けられます。ただし一定の基準を満たしていないと受給者証は交付されませんので、その場合は保険診療の自己負担分は支払わなければなりません。詳しい解説は第五章をご覧下さい。

▶ 潰瘍性大腸炎の原因

　潰瘍性大腸炎はクローン病と合わせて「炎症性腸疾患（inflammatory bowel disease：ＩＢＤ）」と呼ばれ、1970年代以前は日本では患者数も少なく、診断や治療も未熟なものでした。1973年に厚生省（現・厚生労働省）の調査研究班が発足してから、

診断技術と治療方法は著しく進歩しています。

　潰瘍性大腸炎の原因はいまだ不明ですが、病因解明の研究は世界中で行われています（現状では日本よりも欧米のほうが患者数は多いのです）。この疾患の原因のひとつとして腸管免疫が何らかの理由で異常に働いていることが挙げられます。腸管免疫とは、腸管内に侵入した物質のうち、生体に良いもの（栄養素など）は積極的に取り込み、生体に悪いもの（病原菌など）は排除するという生体維持に不可欠な防御バリアシステムのことです。生体に悪いと判断した異物を排除する際には、さまざまな免疫担当細胞（好中球、リンパ球、マクロファージなど）が活躍するのですが、この反応が炎症と呼ばれるものです。

　感染性腸炎では腸内に異物が侵入することで炎症が引き起こされますが、潰瘍性大腸炎ではこの腸管免疫システムのスイッチが異常な方向に点火してしまった結果、腸内細菌や食事などの抗原（免疫反応を起こさせる原因物質）に対する過剰な免疫反応により炎症が引き起こされるといわれています。最近の研究によるとこのような免疫の異常に加え、遺伝的素因とさらに感染、食事、ストレスなどの環境因子が複雑に絡み合って潰瘍性大腸炎が発症すると考えられています。

　胃・十二指腸潰瘍などの消化性潰瘍はピロリ菌が原因とわかったので、この菌を退治する抗菌薬、抗潰瘍薬を内服すればほぼ完治します。しかし潰瘍性大腸炎はまだ原因がわかっていませんので、内科的治療はあくまで目の前の炎症を抑え寛解状態に持って

いく対症療法に過ぎないのです。しかしながら適切な内科的治療を継続して行えば通常の日常生活は送れますので、対症療法が非常に重要になるわけです。

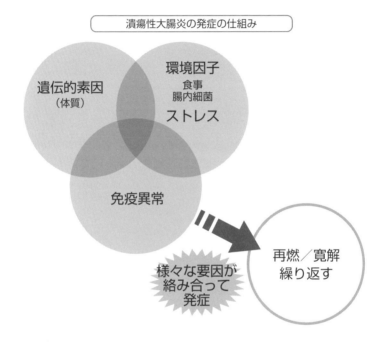

潰瘍性大腸炎の発症の仕組み

遺伝的素因
（体質）

環境因子
食事
腸内細菌
ストレス

免疫異常

様々な要因が
絡み合って
発症

再燃／寛解
繰り返す

▶ 潰瘍性大腸炎の特徴

　さて、今度は潰瘍性大腸炎の症状についてもう少しわかりやすくお話していきます。すでに述べたように潰瘍性大腸炎は大腸粘膜に炎症が起きる病気です。

　潰瘍性大腸炎の炎症の起こり方には一定の規則性があって、多くの場合、直腸から始まって口側（くちそく。腸管の小腸の方向。反対側は肛門側と言います）へ連続的に広がっていきます。「連続的」

ですので直腸には炎症があるけれどＳ状結腸にはみられなくて下行結腸にまた炎症があるということは稀です。重症化すると直腸から盲腸まで病変が広がることも少なくありません。

　潰瘍性大腸炎のもうひとつの特徴は、再燃・寛解を繰り返すことです。炎症により腹痛や下痢などの症状があり内視鏡検査で大腸粘膜にただれが認められる時期を活動期、一方、血便などの症状が消失し内視鏡検査でもただれがなくなって落ち着いている時期を寛解期と呼びます。潰瘍性大腸炎と診断されて治療を受けると、下痢や腹痛などの症状がピタッと止まり「治ったんじゃないか」と感じることがあると思います。しかしここで治療を止めてしまうと、すぐにあるいは数年後に再び症状が現れることも少なくありません。これを再燃といいます。なぜそうなるのかはまだわかっていませんが、潰瘍性大腸炎と診断された場合、症状が落ち着いてもすぐに治療を止めずに再燃予防のために基本薬を長期にわたって内服していくのがスタンダードな考え方です。もしどうしてもお薬を飲み続けることに抵抗がある場合は、主治医とよく話し合ってみて下さい。

▶ 症状はひとそれぞれ

　ひとくちに潰瘍性大腸炎といっても、患者さんによって病変の範囲や潰瘍の深さ、炎症の強さ、症状の程度、薬の効き方など本当にさまざまです。同じ病気なのに、あの人はすごく元気で治療も錠剤を飲むだけで下痢も腹痛もない。それなのにこちらの方は

１年に何回も入院したり、痛みが強くて自宅でも横になってばかりということもあります。このふたりは何が違うのでしょうか？それは重症度、あるいは病期に違いがあるのです。

潰瘍性大腸炎にはいくつかの分類方法があります。①病変の範囲による病型分類。②臨床的な重症度によって段階を分ける重症度分類。③活動期か、寛解期かで分ける病期分類。④病気の臨床経過により分ける経過分類。⑤活動期の内視鏡的所見により分ける内視鏡的活動度分類です。詳しくは、第二章の診断の項目で解説します。

前記のふたりに話を戻しましょう。元気な方はおそらく軽症であったため薬もすぐに効いて今は寛解期の状態にあるのでほとんど症状を感じていないと思われます。もうひとりの方は、中等症にもかかわらず適切な治療が行われていないために活動期の状態がず〜っと続き、症状がくすぶっているのかもしれません。

潰瘍性大腸炎の多様な症状

▶ 主な症状は下痢、血便、腹痛

　潰瘍性大腸炎を発症した方が最初に気づくのは、「最近、下痢が多いな」と感じることです。しかしすぐに病院を受診される方は、仕事や学校などで忙しいこともありそれほど多くないのが現状です。1日5回以上の下痢の日が2週間以上続いたり、中には1日20回もの下痢を経験するようになってから初めて来院される方もいます。

　便の形状は、完全に水分だけで固形物がみられない「水様便」、形が定まっていない泥のような「泥状便」、やや軟らかいもののちゃんと形がある「軟便」などさまざまです。医師としては、1日何回、どんな形の便があったかを患者さんご自身に把握していただきたいものです。なぜなら、排便の回数、形状が潰瘍性大腸炎の重症度を判断する重要な指標になるからです。

　次に多い症状は血便です。排便後に紙に血が付着する程度から、便器の水に赤い色がにじんだり、便器の内側が真っ赤に染まるほどの大出血がみられることもあります。色も、鮮明な赤い血からどす黒い血液までさまざまです。女性に多いのですが、痔と思い込み診察を恥ずかしがって病院へ行くことに躊躇して、病状が進行して痛みや出血がひどくなってから初めて受診するといったケースもあります。

第一章　潰瘍性大腸炎はこんな病気です

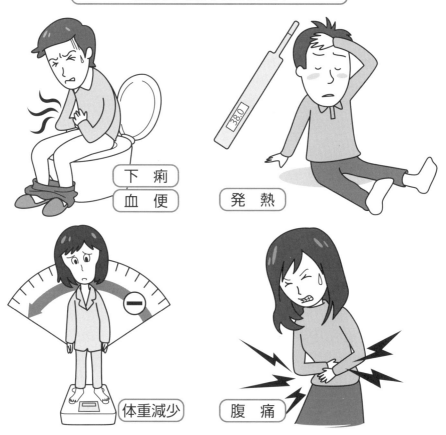

潰瘍性大腸炎の主な症状

下　痢
血　便

発　熱

体重減少

腹　痛

　腹痛も非常に多い症状です。初期であれば、お腹の中が押される
るような鈍い痛みや、たまにキューッと差し込むような痛みを感
じることがあります。炎症が進むと、頻繁に内臓を引き絞られる
ような、または鋭い錐（きり）でお腹を刺されるような激しい痛みが起こ
ることもあります。治療を怠り放っておくと、病状が一気に悪化

して腹膜炎を併発したり、潰瘍が深くなって腸に孔があいてしまったりして命に関わることもあります。

　肛門痛もよくみられる症状のひとつです。ただし、これは潰瘍性大腸炎自体の症状というよりは、合併症にあたりますね。便の回数が多くなれば、それだけ肛門に負担がかかります。もともと炎症などの症状がなかった方でも、便意や残便感から、5回も10回もトイレに行けば、肛門括約筋の疲労や、少量でも便（固くても軟らかくても、水のようでも）が通過することによって、肛門が切れたり、傷ができたりする場合もあります。またトイレットペーパーで拭くだけで、炎症やかぶれが起こったりもします。軟膏などで痛みに対処することはできますが、あわせて原因を突き止めることが大事です。潰瘍性大腸炎が原因で起こっているものであれば、腸管の炎症を抑える治療を強化することで頻回のトイレ通いを減らせます。

　他に、発熱、体重減少、貧血なども潰瘍性大腸炎でよくみられる症状です。異常を感じたらまずは病院で診察してもらいましょう。

　このように、潰瘍性大腸炎といっても患者さんによって起こる症状はさまざまです。また合併症もたくさんありますし、使用している薬剤の副作用の場合もあります。潰瘍性大腸炎の治療を受けている方は、些細なことでも変化があったら何でも主治医に相談することが大切です。

第一章 潰瘍性大腸炎はこんな病気です

▶ 潰瘍性大腸炎の合併症

　潰瘍性大腸炎では主症状のほかに、さまざまな合併症が認められます。合併症には、腸管に起こる腸管合併症と腸管以外の部位に起こる腸管外合併症があります。

　腸管合併症には、

①腸管の大量出血

②腸管の狭窄（腸管が狭くなること）・穿孔（腸管に孔があくこと）

③中毒性巨大結腸症（大腸の動きが止まって腸管内にガスなどが溜まり、腸が膨らんで巨大化して中毒様症状が現れること）

④大腸ガン

などがあります。

　いずれも手術を必要とする重篤なものです。しかし、適切な治療を行っていればめったに起こらない合併症です。

　腸管外合併症には、

①眼症状（ぶどう膜炎、虹彩炎など。目の中のぶどう膜や虹彩に起こる炎症のこと。光がまぶしかったり、目に強い痛みを感じたりして目が充血します）

②アフタ性口内炎（舌や歯肉に痛みを伴って生じる浅い潰瘍病変です）

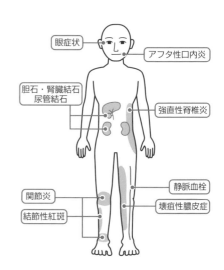

眼症状

アフタ性口内炎

胆石・腎臓結石 尿管結石

強直性脊椎炎

静脈血栓

関節炎

壊疽性膿皮症

結節性紅斑

③胆石・腎臓結石・尿管結石

④強直性脊椎炎（背中から腰、お尻にかけて起こるこわばりや痛み
　です）

⑤静脈血栓（静脈の血が固まって血栓ができ血流が障害されます）

⑥関節炎（一番多い合併症です。足首や膝の関節が腫れて痛みを伴
　います）

⑦結節性紅斑（足首やすねにみられる痛みを伴う赤い腫れのことで
　す）

⑧壊疽性膿皮症（主に足にみられる皮膚病変で、放置すると強い炎
　症を伴う深い潰瘍となります）

などがあります。

　潰瘍性大腸炎の腸管外合併症は全身に現れることがあるので、何
か不安な症状があれば、まず主治医に相談してみて下さい。それぞれ、
眼科や皮膚科などの治療が必要になる場合があります。

第二章

潰瘍性大腸炎の
診断と検査

潰瘍性大腸炎を診断するために

▶ **難しい？　潰瘍性大腸炎の診断**

　実は少し前までは「潰瘍性大腸炎です」と診断が下されるまでに、何ヵ月も、時には何年も時間がかかったり、いくつも病院を歩き回ったりする例が少なくありませんでした。その理由のひとつに、難病のため患者数があまり多くなく、経験の少ない医師や専門でない医師にはなかなか診断がつきにくかったことが挙げられます。

　潰瘍性大腸炎は症状によっては、食中毒などの感染性腸炎や単なる過労、ストレス性の腸炎などと誤診される場合もあります。また症状の軽い患者さんの中には、症状があっても病院へ行かず、下血や下痢が非常に激しくなってから初めて病院を受診するとい

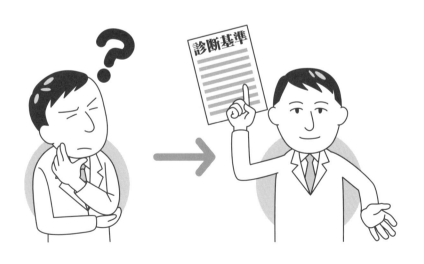

診断基準

第三章　潰瘍性大腸炎の診断と検査

う例もあります。

　今日では潰瘍性大腸炎の診断基準もきちんと確立されています。したがって、慢性の下痢や下血、他の病気では説明のつかない腹痛を伴う症状がみられた場合、潰瘍性大腸炎を疑うことが消化器内科医の間でも一般的になってきています。どんな病気も同じですが、早期発見・早期治療を行うことが病気の進行を抑え、治療効果を高めることになります。潰瘍性大腸炎の再燃の場合も同様ですので、もし「これは潰瘍性大腸炎がまた悪くなっているのかな？」と感じたら主治医に早く相談して下さい。

▶ 潰瘍性大腸炎の診断基準

　まずは、厚生労働省で専門医が集まり作成された潰瘍性大腸炎を診断する際の基準を見てみましょう。

　　厚生労働省　研究班による診断基準（2019年1月改訂）

A，臨床症状：持続性または反復性の粘血・血便、あるいはその既往がある。

B，①内視鏡検査：i）粘膜はびまん性におかされ、血管透見像は消失し、粗ぞうまたは細顆粒状を呈する。さらに、もろくて易出血性（接触出血）を伴い、粘血膿性の分泌物が付着しているか、ii）多発性のびらん、潰瘍あるいは偽ポ

リポーシスを認める。iii）原則として病変は直腸から連続
して認める。
②注腸X線検査：i）粗ぞうまたは細顆粒状の粘膜表面のびま
ん性変化、ii）多発性のびらん、潰瘍、iii）偽ポリポーシス
を認める。その他、ハウストラの消失（鉛管像）や腸管の狭
小・短縮が認められる。

C．生検組織学的検査：活動期では粘膜全層にびまん性炎症性
細胞浸潤、陰窩膿瘍、高度な杯細胞減少が認められる。い
ずれも非特異的所見であるので、総合的に判断する。寛解
期では腺の配列異常（蛇行・分岐）、萎縮が残存する。上
記変化は通常直腸から連続性に口側にみられる。

確診例：
［１］ AのほかBの①または②、およびCを満たすもの。
［２］ Bの①または②、およびCを複数回にわたって満たす
もの。
［３］切除手術または剖検により、肉眼的および組織学的に本
症に特徴的な所見を認めるもの。

〈注１〉確診例は下記の疾患が除外できたものとする。
　　　　細菌性赤痢、クロストリディウム・ディフィシル腸炎、
　　　　アメーバ性大腸炎、サルモネラ腸炎、カンピロバクタ

腸炎、大腸結核、クラミジア腸炎などの感染性腸炎が主体で、その他にクローン病、放射線大腸炎、薬剤性大腸炎、リンパ濾胞増殖症、虚血性大腸炎、腸管型ベーチェットなど

〈注2〉　所見が軽度で診断が確実でないものは「疑診」として取り扱い、後日再燃時などに明確な所見が得られた時に本症と「確診」する。

〈注3〉　鑑別困難例
　　　　クローン病と潰瘍性大腸炎の鑑別困難例に対しては経過観察を行う。その際、内視鏡や生検所見を含めた臨床像で確定診断がえられない症例はInflammatory bowel disease unclassified（IBDU）とする。また、切除術後標本の病理組織学的な検索を行っても確定診断がえられない症例はindeterminate colitis（IC）とする。経過観察により、いずれかの疾患のより特徴的な所見が出現する場合がある。

　なんのことかわかりませんね（笑）。ごく簡単にまとめると、血便が続き、内視鏡検査やレントゲン検査で粘膜にただれや潰瘍が確認でき組織的検査で潰瘍性大腸炎に相反しない所見があれば潰

瘍性大腸炎と診断していいですよ。ただし、感染性腸炎など他の
病気ではないことを必ず確認して下さい、ということです。

▶ まずは問診

　さて、腹痛や下痢、粘血便などの症状があって病院を受診した
場合、診察室で最初に問診を受けることになります。医師は、は
じめに具体的な症状を聞きます。下痢の回数、便の性状、腹痛の
程度、粘血便の頻度、発熱などの全身症状の有無や、それがいつ
から始まったかなどです。1ヵ月以上、同じ症状が続いていたら
要注意です。この段階で経験豊富な医師であれば「この患者さん
は潰瘍性大腸炎かもしれないな」と診断を下すことも可能です。

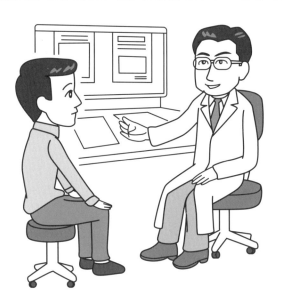

食中毒などによる感染性腸炎、薬剤に起因する腸炎など問診である程度、除外できる疾患もありますが、正確な診断をするためには検査が絶対に必要となります。

▶ 確定診断のための検査

　検査では、はじめに血液検査や便の培養検査（腸内の細菌・病原菌を調べるための検査）を行ない、そして大腸内視鏡検査（大腸カメラ）を施行します。もちろん、血液検査や便の培養検査だけでは潰瘍性大腸炎と診断を下すことはできません。これらは診断を決定する上での補助的な参考材料にすぎません。

　潰瘍性大腸炎の診断で必要不可欠な検査は内視鏡検査です。カメラを通して腸管内を覗くことでただれや潰瘍の有無を直接確認できるので他の検査と比べたら非常に有用な検査といえます。

　今はほとんどが内視鏡検査で診断がつきますが、大腸のレントゲン検査も以前はよく行われていました。この検査は肛門から造影剤（硫酸バリウム）を注入してレントゲン撮影を行うもので、「注腸造影検査」と呼ばれるものです。大腸のひだの消失や、直腸から連続したただれや潰瘍が確認できたら、ほぼ潰瘍性大腸炎と診断できます。しかし内視鏡検査と比べると、得られる情報が少ないため今はあまり行われておらず、疼痛でカメラが奥まで入らない場合などに救済措置的に行うことがほとんどです。

大腸内視鏡検査のこと

▶ 大腸内視鏡検査の手順

　内視鏡検査は、潰瘍性大腸炎の診断には欠かせない検査ですが、診断された後でも定期的に受けることが必要です。なぜなら患者さんが内服している薬が有効かどうか、病状が軽いか重いか、重い場合にはどの程度重いのか、また大腸のどのあたりまで病変が進んでいるのかなどを知る最も良い手段となるからです。

　大腸カメラというと「苦しい、痛い、やりたくない」というイメージをお持ちの方もいらっしゃるかもしれません。しかし現在の大腸カメラは、10年前と比べると先端もかなり細くなっており、性能も格段に進歩していますので今日では患者さんに広く受け入れられています。

　検査施設（病院やクリニックなど）や医師によって、多少の違いはありますが、ここで一般的な手順をお話ししておきます。

　検査日が決まれば、その前日から準備が始まります。前日は検査食（検査施設の売店や薬局で購入できます）を摂っていただき、夜8時頃までに夕食を済ませます。検査前日にも通常軽めの下剤を飲んでいただきます。水分は、普通に摂取して問題ありません。

　当日は朝から絶食になります。お茶や水などの水分は摂ってもかまいませんが、牛乳や果汁100％・果肉入りのジュースは避けて下さい。そして検査の数時間前から、腸管洗浄剤という薬を飲

んでいただきます。主に「ニフレック®」や「ムーベン®」「マグコロール®」などという名前の腸管洗浄剤です。

　これは腸内に残っている便を速やかに排泄させる効果があり通常、２ℓを約２時間かけて飲むことになります。あまり美味しいものではありませんが、検査のためには絶対必要なものですので頑張って飲んで下さい。どうしても飲めないという方には、錠剤型の「ビジクリア®」という薬が使用できる施設もあり、こちらの方が飲みやすいという患者さんもいます。ただし腸管の狭窄が懸念される方には使用できませんので、心配な方は主治医に問い合わせて下さい。

　さあ、腸管洗浄剤によって腸管がきれいになったら、いよいよ検査開始です。まず血圧や脈拍などを計り身体の状態をチェックします。次に、寝台に横になります。この時からだの力を抜いて、なるべく楽にして下さい。可能な限り痛みを軽減するように肛門にゼリーを塗布したり、鎮静剤を投与したりしますが、もちろん検査時に感じる痛みには個人差が

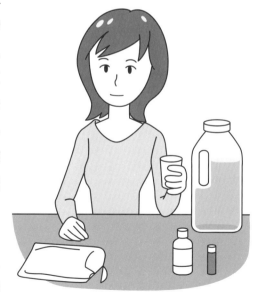

あります。無理にカメラを押し込んで腸管を傷つけたりすることがないように医師のほうでも注意を払っていますが、あまりにも痛みが強く苦しい場合には、我慢しないで医師にその旨を伝えて下さい。実際、腸管の状態が良い場合は負担も少なく、患者さんの中にはほとんど痛みを感じない方もいます。

　潰瘍性大腸炎は多くの場合、直腸から病変が始まり、症状が進むにつれ、下行結腸や横行結腸へ病変が広がっていきます。したがって、必ずしも大腸内視鏡検査で大腸全部を観察しなくても問題はありません。大腸の状態や観察する範囲にもよりますが、検査はだいたい15分から30分くらいで終わります。大腸内視鏡には鉗子などの器具を取り付けることも可能で、確定診断のために生検（腸管粘膜の一部を採取すること）もできます。この採取した組織を病理検査にまわして、病理医が顕微鏡で組織を調べて潰瘍性大腸炎かどうかの診断がつくわけです。

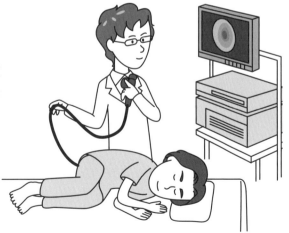

大腸内視鏡検査

潰瘍性大腸炎で
行うことがある検査

▶ 造影検査のこと

　造影検査は、通常、注腸造影検査と呼ばれています。肛門から挿入したチューブに、造影剤や空気を入れて大腸の内部をレントゲン撮影する検査です。

　検査は大腸がカラの状態でないときれいな画像が得られませんので、前日、あるいは数日前からの下剤の服用や、検査食摂取が必要となります。ただし内視鏡検査と違い、検査当日に腸管洗浄剤を飲む必要はありません。

　検査当日は、便の状態を確認したあと、検査室で大腸の動きを止める注射（抗コリン剤など）をします。そして、肛門から細いチューブを挿入し、チューブに装着してあるバルーン（風船のようなもの）を肛門部で膨らませ、抜けないように固定します。そしてバリウムを入れていきます。次に空気を入れて大腸を膨らまします。十分にバリウムと空気が入った状態で、体位を変えながら、なるべく多くの角度からレントゲン撮影を行います。

　検査に使用する抗コリン剤の影響でものがぼやけたり、まぶしく見えたりすることがありますので、抗コリン剤を使用した検査の後、数時間は自動車の運転などは避けて下さい。

名医のポイント

注腸造影検査はあくまで補助的な検査であり、潰瘍性大腸炎
の診断には、内視鏡検査のほうが有用です。なぜなら、すで
にお話ししたように内視鏡検査は病理検査も同時に施行で
き、診断だけでなく治療効果の判定にも役立つからです。

注腸造影検査

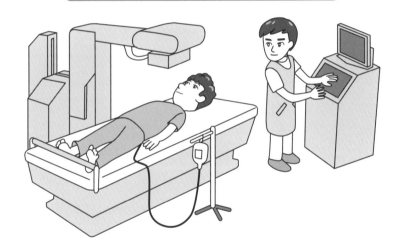

▶ 腹部Ｘ線検査

　みなさんご存知のレントゲン撮影のことです。胸の下あたりか
ら下腹部までのＸ線写真を撮影する簡単な検査で、数分で終わり
ます。前処置などは必要ありませんが多少の被曝があります。し
かし、通常の検査であれば大きな問題はありません。この検査で

は「おおまかに」ではありますが、臓器の位置、腸内のガス、便の様子などがわかります。お腹が張っている時や、弱い痛みがある時に原因検索のために簡便な検査としてよく行います。

　潰瘍性大腸炎が劇症化し腸が穿孔（孔があくこと）した場合、横隔膜下にガス（フリーエア）が限局して溜まりますので、穿孔したかどうかの診断にはこのレントゲン検査が非常に役立ちます。

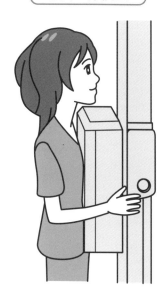

腹部X線検査

▶ CT

　耳にしたことがある方もいらっしゃると思いますが、コンピュータ断層撮影法のことです。X線撮影を複数回連続的に行うことで胸やお腹を上から輪切りにした写真がくまなく何枚も撮れます。検査室にある寝台に横になり、５分くらいで終わりになります。多少の被曝はありますが大きな副作用はありません。以上は単純ＣＴ検査の話ですが、他に造影ＣＴ検査と呼ばれるものもあります。こちらは検査直前に腕から造影剤を静脈注射してから行います。造影剤を使用することでより詳細な画像データが得られます。ＣＴで使用する造影剤は、ヨード造影剤ですが、軽い副作用とし

て吐き気や嘔吐、発疹、じんましんなどを起こすことがあります。重度の副作用では、腎機能障害や意識消失がみられることがありますので腎臓の機能に問題のある患者さんには造影ＣＴは行えません。

　潰瘍性大腸炎の診断に祭して、ＣＴ検査はあまり行われませんが、劇症化して内視鏡検査が行えない場合にはＣＴ検査で大腸壁の厚さなどを調べることで病変の範囲、重症度を評価することができます。

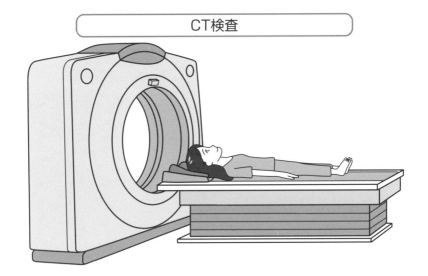

CT検査

血液検査の結果を見る

　潰瘍性大腸炎の患者さんが最も多く受ける検査はおそらく血液検査でしょう。「採血は針を刺されるのが痛くて苦手」という方もいるかもしれませんが、簡単に行えて、しかも潰瘍性大腸炎の重症度や治療効果を判断する上で不可欠な検査です。

　至急検査で医師がオーダーすれば小一時間で結果が出ます（ただし、院内での血液検査が可能な大きな施設の場合です。検査を院外へ委託しているクリニックなどでは数日かかる場合があります）。診察室で結果を印刷された用紙を渡されることもあると思います。そこには、アルファベットや数字が並んで書かれていて、一見難しそうに見えるかもしれません。しかしこの用紙に患者さ

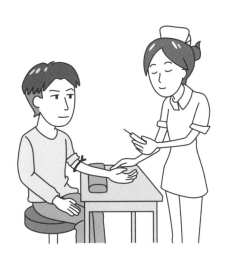

んの現在の病状がわかるヒントが記されているのです。

　ただし、注意して下さい。必ずしも血液検査結果が潰瘍性大腸炎の病状を反映しているとは限りません。例えば、風邪などの他の病気のために検査結果の数値が変化したりする場合もあるからです。ですから、血液検査の結果だけで重症度の判定や治療変更を行うことはしません。血液検査はあくまで「ひとつの指標」と考えて下さい。

　では、具体的に血液検査から何がわかりその結果をどう見れば良いのか、解説していきましょう。

▶ 貧血や出血の程度がわかるヘモグロビン

　ヘモグロビンはHbという項目で示されますが、「血色素量」と日本語表記の場合もあります。ちなみに「ヘモグロビン」とは、鉄を含む「ヘム」という色素とタンパク質の「グロビン」が結合したタンパク質のことです。赤血球の大部分を占めており、血管を通って全身に酸素を届ける働きをしています。大腸や他の消化管からの出血が激しい場合、Hbの数値は低下します。基準値は男性で16g／dl前後、女性で13g／dl前後です。

　慢性的に出血が続いている場合はHb値が10g／dl以下にまで低下することもあり、これはいわゆる貧血の状態ですので鉄剤内服による治療が必要です。重症化して大出血が続くと、5〜6g／dlまで低下することも珍しくなく、この場合は輸血が必要となります。

潰瘍性大腸炎の患者さんでは貧血を認める方も多いと思いますが、Hbは貧血の程度を評価する上で一番の指標になります。

▶ 白血球数は個人差が大きい

白血球は、人間の免疫機能に大きな役割を果たしている細胞です。例えば身体の外から病原菌やウイルスなどの異物が侵入してきた時に、それらを攻撃して身体を守る働きがあります。通常、これが「免疫」と言われるものですね。実はこれが、潰瘍性大腸炎の症状の発現にも関わってくるのですが、それについては後ほどお話しします。

検査結果のＷＢＣ（White blood cellの略）の項が白血球のことです。血液検査で調べるのは白血球の数で、検査結果は１μl（マイクロリットル：１ミリリットルの1000分の１）の中にどのくらいの白血球があるかを示しています。白血球数は他の項目と比べ個人差が大きいので、基準値もやや広く設定されています。基準値はだいたい3500〜9800／μlです。しかし妊娠されていたり、常習的に喫煙をされている患者さんですと数値が変わってきますので注意が必要です。妊娠や喫煙の他にも、風邪をひいていたり、激しい運動の後や大きなストレスを感じている時も数値は高くなる傾向があります。逆に、免疫調節薬の副作用で減少することもしばしばありますので、免疫調節薬が処方された時は注意が必要です。

一般的には、潰瘍性大腸炎で炎症が起こると白血球の数が増加

します。例えば来院時に潰瘍性大腸炎の悪化で腹痛や下血があり、血液検査でも白血球数が高値だったとします。このため、従来の処方薬を変えたり、量を調節したりなどと治療を変更したとしましょう。数週間後に受診した際の白血球数が正常域まで下がっていたら、変更した薬剤が奏効し炎症が治ったと判断することができます。もちろんこれだけで判断するのは早計ですが、白血球数は炎症所見の指標として重要なものといえます。

● CRPは炎症マーカーとして重要

　CRP（シーアールピー）はC反応性タンパク（C-reactive protein）のことです。はじめに肺炎球菌のC多糖体に反応することがわかったのでこの名前があります。今では肺炎球菌に限らず炎症などによって増加することが知られています。

　腸の粘膜に炎症などがあると、それに刺激されたマクロファージ（白血球のひとつで、免疫機能の一部を担当する細胞）がサイトカインを放出します。サイトカインは炎症などの情報を伝えるタンパク質です。サイトカインを受け取った肝細胞がC反応性タンパクを作ります。簡単にいうと、CRPは炎症があると急速に増えるタンパクなので、CRPの数値（1dlあたりの量）をみれば、炎症があるのか、あるとすればどのくらいあるのかがわかります。

　正常値は0〜0.3mg／dlで健康な人や寛解期の患者さんのCRPはこの範囲に収まっています。潰瘍性大腸炎の患者さんで0.6〜1mg／dlくらいの場合は、軽度の活動性があることを意味するの

で経過観察が必要です。3～5mg／dl以上になると他の検査結果にもよりますが、中等度の活動性が疑われます。10mg／dl以上の場合は重症化のサインですので入院治療が必要になります。

▶ 赤沈は赤血球が沈む速度で炎症の程度がわかる

赤沈は、赤血球沈降速度の略で、血沈ともいいます。その名の通り血漿という水の中を赤血球が重力に従って沈む早さを調べる検査で、古くから行われてきた検査です。一般的には炎症の度合いが高いと早く沈みます。検査数値は、検査開始から1時間後に何mm沈んだかを表しています。数値が上がることを「亢進する」ともいいますが、潰瘍性大腸炎の場合、赤沈が亢進していると腸管に炎症が起こっている可能性があります。赤沈は厚生労働省の重症度分類判定のための項目のひとつに挙げられており、以前より重要な検査項目のひとつになっています。

男性であれば、1～10mm、女性では2～15mmが基準といわれています。男女いずれも、20mm以上の数値で軽度の亢進、50mmになると中等度亢進、それ以上の場合は高度亢進を意味します。亢進が進むほど炎症の度合いが強いことになりますが、炎症以外の要素によっても変化する場合もあり急性期の炎症の指標としてはCRPのほうが感度、特異度に優れています。

▶ アルブミンは栄養状態を示す

Albという項目がアルブミンを示しています。アルブミンはさま

ざまな物質と結合して、血管を介してそれらの物質を運ぶ役割を果たしているタンパク質のひとつです。つまり、アルブミンがたくさんの栄養を身体の隅々まで運んでくれるので、人間は健康で良い栄養状態を保てるのです。ですから、もしアルブミンが減少していた場合は、栄養の運搬がうまくいっていない可能性が考えられます。

　正常値は、4.0〜5.0g／dl程度ですが、潰瘍性大腸炎の患者さんでは数値の低下に注意する必要があります。通常、アルブミンは肝臓で作られるので肝硬変などの肝臓障害があるとアルブミン値は必ず低下します。アルブミンが少ない状態では、栄養分の運搬がうまくいかないので、外から栄養を入れても栄養が身体全体に行き渡らず、栄養不良の状態になります。

　またアルブミンが折角、肝臓で作られていても、本来の働きをする前に体内のどこかで無駄にされている場合があります。アルブミンが血管内から消化管内に流れ出てしまう蛋白漏出性胃腸症という病気が一例です。潰瘍性大腸炎が重症化した場合、消化管の粘膜の傷害により蛋白漏出性胃腸症が起こることもあります。アルブミン値の急激な低下に加え、低蛋白血症、低コレステロール血症がみられる場合は重症・劇症化のサインとなりますので手術も考慮しなければなりません。

潰瘍性大腸炎の
タイプと治療

潰瘍性大腸炎のタイプ

▶ 潰瘍性大腸炎の病型と重症度

　潰瘍性大腸炎は、その病態によっていくつかのカテゴリに分類されます。病気の重さや病変部の範囲によって治療法が変わりますので、患者さんご自身も自分の病型や重症度がどのくらいなのかを知っておくことが大事です。

　潰瘍性大腸炎の分類は表1のようになります。

潰瘍性大腸炎の分類（表1）

病　　　　　型	直腸炎型／左側大腸炎型／全大腸炎型
臨 床 的 重 症 度	軽症／中等症／重症／劇症
臨 　床 　経 　過	再燃寛解型／慢性持続型／急性劇症型／初回発作型
病　　　　　期	活動期／寛解期

●病型分類

　潰瘍性大腸炎の病変（炎症部位）の広がりによる分類です。

1　直腸炎型：肛門に一番近い直腸の部分だけに病変があるタイプです。発症初期にはこのタイプが多くみられます。

2　左側大腸炎型：病変が直腸から口側（肛門からみて盲腸のほう）に広がるが、脾彎曲部を超えないタイプ。体の左側に病変が限定されるのでこの名前があります。

3　全大腸炎型：病変が脾彎曲部を超えて大腸全体に広がってい

るタイプです。

　潰瘍性大腸炎患者さん全体で直腸炎型が20〜30％、左側大腸炎型、全大腸炎型がそれぞれ30〜40％を占めているといわれています。

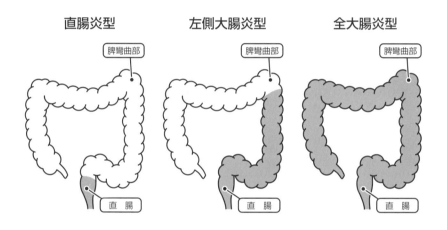

直腸炎型　　　　　　左側大腸炎型　　　　　全大腸炎型

脾彎曲部　　　　　　脾彎曲部　　　　　　　脾彎曲部

直　腸　　　　　　　直　腸　　　　　　　　直　腸

潰瘍性大腸炎の病型別割合

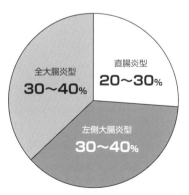

全大腸炎型
30〜40%

直腸炎型
20〜30%

左側大腸炎型
30〜40%

第三章　潰瘍性大腸炎のタイプと治療

●重症度分類

　臨床症状（便回数や血便の程度）や貧血などの検査値の程度により軽症、中等症、重症に分けられます。

	軽症	中等症	重症
1）排便回数	4回以下	重症と軽症との中間	6回以上
2）顕血便	（＋）～（－）		（＋＋＋）
3）発熱	（－）		37.5℃以上
4）頻脈	（－）		90/分以上
5）貧血	（－）		Hb 10g/dl以下
6）赤沈	正常		30mm/h以上

臨床的重症度分類表

　重症は重症項目の中の1）および2）の他に全身症状である3）または4）のいずれかを満たし、かつ6項目のうち4項目以上を満たすものをいいます。

　重症の中でも、特に症状が重く以下の4項目をすべて満たすものを「劇症」と呼んでいます。

1　15回／日以上の血性下痢が続く

2　38℃以上の持続する発熱

3　10,000／mm³以上の白

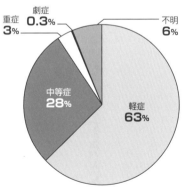

潰瘍性大腸炎の重症度別割合

劇症 0.3%
重症 3%
不明 6%
中等症 28%
軽症 63%

（出典：厚生労働省　2007年臨床調査個人票集計資料より）

血球増多

4　強い腹痛

　劇症例は早急に適切な治療をしなければならない重篤な状態で、手術になることも少なくありません。

●臨床経過による分類

　潰瘍性大腸炎の症状が出現する経過によって以下のように分類する場合もあります。

1　再燃寛解型：寛解期と活動期を繰り返すタイプ

2　慢性持続型：内科治療に対する効果が認められず、6ヵ月以上慢性的に症状が続いているタイプ

3　急性劇症型：発症時から急激に症状が増悪し劇症化するタイプで緊急手術になることも少なくない

4　初回発作型：発症時のみの症状で、その後は再燃が見られないタイプ

潰瘍性大腸炎の臨床経過別割合

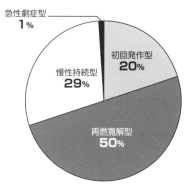

急性劇症型
1%

慢性持続型
29%

初回発作型
20%

再燃寛解型
50%

（出典：厚生労働省　2007年臨床調査個人票集計資料より）

●病期（活動期と寛解期）による分類

　血便などの症状があり内視鏡検査で大腸粘膜にただれや潰瘍が

認められる時期を「活動期」と呼びます。一方、治療により血便などの症状が改善して内視鏡検査でもただれや潰瘍が消失し、症状の落ち着いている時期を「寛解期」と呼び、それぞれの時期で治療法が異なります。「活動期」は燃え上がっている炎を鎮火させる火消し作業「寛解導入療法」を行い、「寛解期」は火の用心を心掛けて落ち着いた状態をできるだけ長持ちさせる「寛解維持療法」を行います。

●メイヨースコア

　潰瘍性大腸炎の活動指標としてメイヨースコア（Mayo Score）が使われることがあります。これは、アメリカの炎症性腸疾患専門病院のひとつであるメイヨークリニックの名を冠したもので、下記の項目の点数を足して、3〜5点の場合は軽症、6〜10点は中等症、11〜12点を重症と判定します。また、合計点が2点以下でかつ各項目の評価がすべて1以下の場合を寛解としています。毎回内視鏡検査をするのは大変ですので、メイヨースコアから内視鏡所見を除いたものを「パーシャルメイヨースコア」と呼んでおりこちらの方が実用的です。

1　1日の排便回数
潰瘍性大腸炎になる以前と同じ程度　……0
潰瘍性大腸炎になる以前より1〜2回多い　……1
潰瘍性大腸炎になる以前より3〜4回多い　……2

潰瘍性大腸炎になる以前より5回以上多い　……3

2　直腸からの出血

なし　　……0

少量の血液が、排便回数の半分以下にみられる　……1

はっきりとわかる血液がほぼ毎回あり　……2

ほぼ血液ばかり　……3

3　内視鏡所見

正常もしくは寛解期の粘膜　……0

発赤、血管透見の減少、軽度の脆弱性などがみられる　……1

著明な発赤、血管透見の消失、脆弱性、びらんなどがみられる
……2

自然出血、潰瘍などがみられる　……3

4　医師による全般評価

正常と区別がつかない状態（完全な寛解期）　……0

軽度の活動性がみられる（軽症）　……1

中等度の活動性がみられる（中等症）　……2

高度の活動性がみられる（重症）　……3

　いかがでしょうか。自己採点してみてみなさんの合計点はいくつだったでしょうか。

潰瘍性大腸炎の治療

▶ そもそも潰瘍性大腸炎の治療とは

　第一章で説明したように潰瘍性大腸炎の原因は不明ですが、どのようにして症状が起こるのかはある程度わかってきました。私たちの身体には「免疫」という防御システムが備わっています。すなわち、細菌やウイルスなどの外敵や異物が体内に侵入した場合、白血球が自分の身体とは別の異物を認識してこの外敵をやっつける働きが「免疫」と呼ばれるものです。しかし、何らかの原因（例えば日頃のストレスとか食べたものの中に含まれる抗原など）により間違ってスイッチが入ってしまうと、正常な免疫システムが破綻し異常な方向に進んでしまい、その結果身体の中の白血球が自分の腸管粘膜を直接攻撃したり、あるいは炎症を引き起こすサイトカインという物質を次々に過剰に産生したりするために大腸の炎症が起きると考えられています。したがって、潰瘍性大腸炎の治療では活動期には迅速に炎症を鎮静化させ寛解状態に持ち込み、寛解期においては再燃を予防してこの落ち着いた状態をできるだけ長期に維持し患者さんのQOL（生活の質）の向上を図ることが最終目標になります。

　では、現在、どのような治療が潰瘍性大腸炎で行われているのかをこれからお話ししましょう。「潰瘍性大腸炎は難病だから、内科治療なんてない！」などということはありません。第一章でお

話ししたように、原因が不明ですので内科治療では根治治療（病気の原因を取り除き完治を目指す治療）はまだ確立されていませんが、対症療法（症状を落ち着かせたり、緩和したりする治療）はたくさんあります。また内科治療に抵抗性（治療が効きにくいこと）でこのまま内科治療を続けても寛解が見込めない重症・劇症例や慢性的に症状がくすぶっていて日常生活に支障をきたしている場合は外科治療、すなわち手術を選択します。通常、患者さんが受けている内科治療はすべて対症療法であり、落ち着いた状態をどれだけ長期に維持できるかは内科医の手腕にかかっているのです。

内科治療は寛解導入療法（活動期で暴れている潰瘍性大腸炎を落ち着かせ、寛解に持ち込む治療）と寛解維持療法（落ち着いている状態をできるだけ長期に維持し再燃を予防する）のふたつに分けられます。寛解導入療法では十分量の薬を投与して炎症を早く鎮める治療が行われます。寛解維持療法では落ち着いている状態をできるだけ長くに維持し再燃を予防する治療が行われますので、寛解導入療法よりもちろん薬の量は減ります。よく「お薬をず〜っと飲まなければいけないのでしょうか？」という質問を受けますが、薬を中止して維持療法をやめてしまうと80％以上の方が再燃してしまうという報告もあります。したがって、副作用のない限り５−ＡＳＡ製剤という基本薬はできるだけ長期に飲むことが必要になるわけです。

現在ある日本の潰瘍性大腸炎の内科治療オプションは世界一多

いといっても過言ではありません。内服薬、点滴薬、自己注射薬、さらには血球成分除去療法という薬剤を投与しない治療法まで実に多種多様です。中には日本で開発されて世界へ発信された治療オプションもあります。だからといってこれらのオプションを好きなように使ってもよいということはなく、たくさんある治療オプションの中から一人ひとりの患者さんに一番見合ったオプションを選択することが必要になります。

　次に、潰瘍性大腸炎のお薬の使い方を具体的にお話しします。

▶ 潰瘍性大腸炎の基本薬　5-ASA製剤

　なんといっても、潰瘍性大腸炎の標準的基本薬は5-ASA製剤（5アミノサリチル酸製剤）です。おそらく、潰瘍性大腸炎の患者さんのほとんどの方が一度は服用しているのではないでしょうか。現在、潰瘍性大腸炎の患者さんの数は20万人を超えていますが、およそ60％の方は5-ASA製剤の服用だけで寛解導入と寛解維持が可能とも言われています。5-ASA製剤とは5アミノサリチル酸（5-aminosalicylic acid）を薬効成分として持っている薬のことです。日本で発売されている経口の5-ASA製剤にはサラゾスルファピリジン（商品名サラゾピリン®）とメサラジン（商品名ペンタサ®・アサコール®）の計3種類があります（※）。そのうちメサラジンのみから成るペンタサ®とアサコール®を特にメサラジン製剤と呼んでいます。

※　2016年11月に保険適用になったリアルダについては、P138をご覧下さい。

5−ＡＳＡ製剤を構成する5アミノサリチル酸（一般名：メサラジン）は解熱、鎮痛などの抗炎症効果を持っているサリチル酸の誘導体で、これは血中に溶けて効くのではなく、腸管の炎症部位に直接メサラジンが接触して抗炎症作用を発揮する薬です。したがって、炎症部位の肛門側にできるだけたくさんのメサラジンを確実に送り届ける「ドラッグ・デリバリーシステム」が重要になるわけで、このシステムが最も効率よく働いている5−ＡＳＡ製剤が一番有効性を発揮することになるのです。しかしここでひとつ問題があります。メサラジンはそのままの形で摂取しても大半が上部小腸で吸収されてしまいます。したがって、現在治療に使われている5−ＡＳＡ製剤にはさまざまな工夫が施されています。

サラゾピリン®

　現在日本で使用されている5−ＡＳＡ製剤で一番歴史が古いのがサラゾピリン®です。これは抗炎症作用のあるメサラジンと抗菌作用のあるスルファピリジンが結合した構造となっており元々リウマチ薬として開発されました。その後、潰瘍性大腸炎にも有効なことがわかり日本でも1970年代から使われている歴史のある薬です。スルファピリジンはいってみればメサラジンを運搬するための乗り物なのです。この乗り物のおかげで有効成分であるメサラジンは上部小腸で吸収されることなく大腸まで届くことができ、大腸の腸内細菌の酵素によりメサラジンとスルファピリジンに分解され、大腸全域にくまなくメサラジンが行き渡る構造になって

います。したがって「ドラッグ・デリバリー」の点からみると古いわりには優れた薬剤といえます。しかし一方で「ドラッグ・デリバリー」のために付け加えられたスルファピリジンが発熱、皮疹、頭痛、溶血性貧血、着色（橙色）尿、男性不妊などの副作用発現の一因となります。もちろん服薬を中止すれば副作用は治まります。潰瘍性大腸炎の症状により最大8000mg（16錠／日。以下、薬は特に断りがない限り1日の服用量を示します）まで服用できますが、通常、活動期では3000〜4500mgを内服します。症状が落ち着いている寛解期でも2000〜3000mgの内服が必要になります。

ペンタサ®

　サラゾピリン®は確かに有効成分のメサラジンが90％以上大腸に到達しますが、一方でスルファピリジンによる副作用の問題もあるため、サラゾピリン®より副作用の少ないメサラジン製剤の開発が必要となりペンタサ®が誕生した経緯があります。ペンタサ®はサラゾピリン®から副作用の原因となるスルファピリジンを取り除いたものでサラゾピリン®特有の副作用は認めませんが、乗り物がなくなってしまったのでそのまま口から飲んだ場合、すぐに胃と上部小腸で吸収されてしまいます。そのためにペンタサ®ではメサラジンを微細顆粒状（非常に小さな粒）にして、その周りを多孔性すなわち、たくさん孔の開いたエチルセルロース膜でコーティングすることでこの孔を通して微細顆粒状のメサラジンが小腸から大腸

までくまなく放出されるような工夫が施されています。ペンタサ®の特長は何といってもサラゾピリン®にみられる副作用がないことです。また、小腸からメサラジンが放出されるので小腸に病変のあるクローン病では好都合なお薬です。一方で上部小腸からメサラジンが徐々に放出され始めるので大腸まで届くメサラジン量はサラゾピリン®と比べると少ないという短所もあります。しかしペンタサ®は量を増やして服用すればするほど有効性が増加しますが、一方で副作用の発現率は変わらないといわれていますので、ペンタサ®が発売されるとサラゾピリン®に代わって潰瘍性大腸炎の基本薬の主役に躍り出たわけです。

　ペンタサ®には、250mg錠と500mg錠の２種類の大きさの錠剤があります。ペンタサ®は症状により最大4000mgまで増量して（250mg錠なら16錠、500mg錠なら８錠）服用できますが、症状が落ち着いている寛解期でも最低1500mgの服用が必要となります。通常は朝、昼、夕方と３回に分けて内服しますが、寛解維持療法での2250mg以下の内服の場合は１日の好きな時間に１回で服用してもよいことが2012年８月に保険で認められました。薬は必ず３回に分けて内服して下さいといっても忙しいお昼の分を忘れる患者さんは多いものです。コンプライアンス（服薬遵守）を改善する意味でも１日１回の内服でＯＫのお薬は患者さんにとっても好都合のはずです。実際、私の患者さんでも１日１回の内服でも不都合はなくむしろ１回法のほうが忘れないから良いという意見が圧倒的でした。保険承認のために行われた臨床試験でも１

回で内服した場合と３回に分けた場合、薬の効果は１回法のほうが高く副作用に関しては変わらないという結果が出ています。飲み忘れが気になる方は主治医に相談して、１日１回の服用にするのも良いかもしれません。

　またペンタサ®には錠剤の他に注腸剤もあり、さらに坐剤も2013年６月に発売されました。口から内服したペンタサ®は患者さんによっては肛門側まで行き届かない場合もあります。特に直腸炎型、あるいは左側大腸炎型の患者さんでは炎症部位にまで有効成分のメサラジンが届かず炎症が残ってしまうことがしばしばあります。こういうケースでは逆に肛門からメサラジン成分が含まれている坐剤、注腸剤を挿入して炎症患部を直接メサラジンでたたくことが功を奏すのです。

　経口薬だけで効果不十分な、特に肛門近くに病変がある患者さんでは坐剤、注腸剤を併用することで高い効果が期待できます。坐剤、注腸剤などのいわゆる局所製剤は寛解導入のためのひとつのオプションですから血便などの症状が消失すれば一度中止して構いません。局所製剤、特に注腸製剤を毎日施行することは患者さんにとっても負担は多くＱＯＬ低下の原因にもなりますので寛解維持目的にず〜っと続ける必要はありません。注腸剤も坐剤も１日１回、就寝前に使用するのがベストだと思います。

アサコール®

　アサコール®は日本で３番目に発売された５−ＡＳＡ製剤です。

安倍晋三氏（第90代、第96代総理大臣）が内服して潰瘍性大腸炎が『完治した』（と安倍氏が語った）ことで一躍有名になったお薬です。

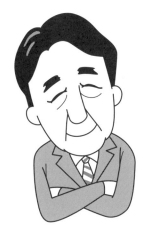

アサコール®はペンタサ®と同様にメサラジン製剤ですが、５-ＡＳＡの大部分が遠位（肛門側）大腸まで送達されるように工夫が施されています。通常、胃の中は胃酸があるのでpH（ペーハー）が６の強酸性です。また小腸の中は腸液の存在でpH＞７のアルカリになっています。つまり小腸を口側から辿っていくと小腸のある部位で胃酸が腸液で中和されて中性（pH＝７）になり、その肛門側ではアルカリに傾いているはずです。その部位が回腸の終末部であるといわれています。アサコール®錠はメサラジン細顆粒の外側にpHが７以上になると崩壊するアクリル樹脂のコーティングがされているpH依存型の放出調整薬です。したがって、pHが７以上となる回腸終末部でこのコーティングが崩壊し、大腸全域にメサラジンが放出されるような構造になっています。この設計上の工夫により、直腸からＳ状結腸までの遠位大腸にもメサラジンが高濃度を保ちながら運ばれるので従来のメサラジン製剤ペンタサ®でコントロール不十分な左側大腸炎型、直腸炎型の患者さんにも有効なことがあります。また、サラゾピリン®を内服してコントロー

ルされているが着色尿や慢性的な頭痛で悩んでいる方もアサコール®に切り替えることで副作用から解放されます。

　もちろんpH値には個人差があり、稀ですがアサコール®のカプ

5－ASA製剤の放出部位の比較

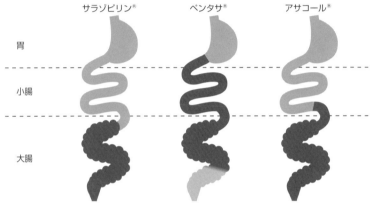

名医のポイント

　5－ASA製剤は安全性の高い薬です。使用する場合、はじめから十分量（ペンタサ®であれば4000mg、アサコール®なら3600mg）を投与することが大事です。

　以前、開業医の先生から当院に紹介された活動期の患者さんはペンタサ®（250mg錠）を1日3錠しか内服していませんでした。1回3錠で1日9錠の内服ですか？ と問い返してもやはり1日3錠（750mg）しか内服していませんでした。この量ではよくなるわけがありません。5－ASA製剤が初めて処方された時、どのくらいの量であるかを必ず確認して下さい。

セルがそのまま便に混じって排出されることもあります。１回や２回なら問題ありませんが、常に丸ごと出てくるようなことがあれば他の５−ＡＳＡ製剤に変更することが必要になります。アサコール®は通常、活動期では3600mg（９錠）、寛解期は2400mg（６錠）を服用します。

▶ 使い方を間違えやすいステロイド

　ステロイド剤というと「副作用が怖いので使いたくありません」と言う患者さんが少なくありません。それはあながち間違いではありません。ステロイド剤は副腎皮質ホルモンが有効成分であり、抗炎症薬として多くの病気に使われています。潰瘍性大腸炎の治療でも20年以上前までは炎症を抑えるために頻用されていました。しかし長期使用による大きな副作用が問題になり、現在の潰瘍性大腸炎の治療では適応症例における短期勝負が標準的になってきています。

　それではステロイドはそんなに危険なお薬なのでしょうか？いえいえ、ステロイドは人間の副腎という臓器で作られている物質です。本来、体内で作られ必要なところへ分泌されているのでそれ自体は非常に重要な働きをするものなのです。病気の治療に使うものは、糖質コルチコイドという成分を化学的に合成したもので強力な炎症抑制、免疫抑制効果を持っています。潰瘍性大腸炎では多くの場合、錠剤を飲むか、坐剤、注腸剤としてお尻から注入するかですが、入院が必要な重症例では静脈から点滴で大量

に投与する方法も行われています。

　ステロイドではやはり副作用が問題になります。ステロイドを過剰に長期にわたって投与すると高い確率で副作用が現れます。軽いものではムーンフェイス（皮下脂肪の沈着で顔が丸くなる、満月様顔貌のこと）、皮下出血の他にニキビができやすくなったり、毛深くなったりというものがあります。

　重い副作用になると、感染症、糖尿病、骨粗しょう症、白内障、緑内障、大腿骨頭壊死などを合併する場合があります。ステロイドという薬は、高い効果が期待できますが、本来の病気（この本の読者の場合には潰瘍性大腸炎）の症状が良くなっても、副作用がたびたび起こったり、副作用による重い症状が現れてしまっては元も子もありません。

　じゃあ、潰瘍性大腸炎の治療でステロイドは使わないほうが良いのでしょうか？　そんなことはありません。ステロイドは主治医の使い方次第でクスリになったり、リスクになったりするわけです（笑）。

　ここでよく覚えて下さい。ステロイドには寛解導入効果はあっても寛解維持効果はないということを。つまり活動期にステロイドを使用した時、効果があってもなくてもそのまま同じ量をず～っと飲み続けてはいけないということです。効果があった場合は5～10mg／週ずつ漸減（徐々に減らしていく）し最終的にはゼロにします。一定期間（だいたい2週間が限度と考えて下さい）適切な量のステロイドを使用しても効果がない場合はステロイドに

見切りをつけ、速やかにワンステップ上の治療に移行すべきです。ステロイドを２週間以上投与して副作用が出てくることはあっても寛解導入効果が出てくることはありません。

　現在、適切な量のステロイドを２週間使っても効果を認めない症例をステロイド抵抗性難治症例と呼んでいます。一方、後でもお話ししますが、ステロイドが有効なのに減量すると症状が悪化してしまうためにステロイドを止められない（切れない）症例をステロイド依存性難治症例と呼び、両者を難治性潰瘍性大腸炎と定義していますが、このふたつはまったく病態が異なるものです。前者の中には下血が頻回でお腹が痛くて痛くてベッドでうなっているような患者さんもいるわけです。後者のステロイド依存性患者さんはステロイドを内服していれば元気なわけですから、ご飯も普通に食べられて外来に通える元気な患者さんというわけです。同じ難治性といってもイメージに大きな差があることがわかったと思います。

　潰瘍性大腸炎の治療においてステロイドの不用意な処方例は数えきれないほどたくさんあります。できればステロイドを使用する場合は専門医の判断を仰いだほうがよいでしょう。この本を読んでいる患者さんで数年間、少量（５〜10mg程度）のステロイドを飲み続けている方がいらっしゃいましたら、主治医に紹介状を書いてもらい一度専門医の意見を聞いてみることをお勧めします。

　主治医に長く診てもらっているから悪くてそんなことはできない！　と言って自分ではおかしいと思いながらもず〜っとステロイ

ドを飲んでいた患者さんもいました。われわれドクターは患者さんを選べませんが、患者さんはドクターを選べるのです。自分自身の治療のことですから、遠慮なく「別な医師の意見も聞いてみたいので紹介状を書いて下さい」と告げましょう。

　ステロイドを経口で服用する場合には、通常、プレドニゾロン（商品名プレドニン®、あるいはプレドニゾロン®）を用います。活動期中等症例には30〜40mg、重症例では入院の上60〜80mgを投与します。1週間ごとに経過観察し、効果を認めたら投与量を漸減していきます。

　先ほどお話ししたようにステロイドを投与すると効果が見られ症状は落ち着くのですが、ステロイドを減らしたり投与を止めたりすると症状が悪化するためステロイドを止めることができない難治症例をステロイド依存性症例と呼びます。ステロイドを使い続けると副作用が必ず現れますので、別な治療を選択しなければいけません。こういうステロイド依存性の症例のステロイド離脱には後でお話しする免疫調節薬や生物学的製剤の投与が有効です。

　ステロイドにも注腸剤と坐剤があります。ステロネマ注腸はベタメタゾン、プレドネマ注腸はプレドニゾロンが有効成分でどちらも副腎皮質ホルモンです。一人ひとりの患者さんの重症度や受容性（受け入れられるかどうか）によっても違いますが、少量のステロイドを患部に直接注入するわけですから有効性は非常に高く、全身投与である経口剤と比べても副作用ははるかに少ないと

いえます。

　中等症や重症の患者さんで状態が悪い場合は、静脈注射でステロイドを点滴投与します。ステロイド大量静注療法という治療法です。これは絶食・完全静脈栄養（ＴＰＮ）管理として静脈から水溶性プレドニゾロンを40〜80mg（体重１kgあたり1〜1.5mg）点滴投与する方法です。１〜２週間投与しても効果が認められない場合はステロイド抵抗性の難治症例であり生物学的製剤やタクロリムス、シクロスポリンなどの免疫調節薬の投与を考えなければなりません。

　ステロイドの治療には他に、動脈から注射でプレドニゾロンを注入するステロイド動注療法、ソルメドール®（メチルプレドニゾロン）を３日間大量に点滴で投与するステロイド・パルス療法というものもありますが、最近では副作用の懸念もあり、専門病院ではほとんど行われていないのが現状です。

名医のポイント

　ステロイドを投与する場合、外来でも当初から十分量（30〜40mg）を投与し２週間で効果を見極め、効果を認めなければワンステップ上の治療に変更しなければなりません。また効果を認めたら速やかに減量し中止にもっていくのが大切です。一番身にならないのは少量（5〜10mg）を長期にわたって使用することでこれを『維持療法を行っている』と主治医も患者さんも勘違いしていることです。

▶ 寛解維持に使われる免疫調節薬

　潰瘍性大腸炎の治療で広く使われている免疫調節薬はアザチオプリン（商品名イムラン®／アザニン®）と6メルカプトプリン（6-MP：商品名ロイケリン®）です。もともと、臓器移植時の拒絶反応の抑制や白血病などの治療薬として開発されましたが、潰瘍性大腸炎の治療にも有効なことがわかり近年使用されるようになった薬です。この薬は効果が出るまでに時間がかかるので主に寛解維持のために使用されます。かつては「免疫抑制剤」と呼ばれていましたが、この名前だと患者さんに不安なイメージを与えることも少なくなかったので現在では「免疫調節（調整）薬」と呼ぶのが一般的です。実際のところ「抑制」という言葉のイメージとは異なり、感染症にかかりやすくなるほど免疫力を抑える作用はありません。特に潰瘍性大腸炎の治療に使用する量は抑えるというよりも「調整する＝コントロールする」という程度の量ですので「免疫調節薬」という呼び方のほうが理にかなっていると思います。それでも服用している患者さんは念のため感染症には注意が必要です。

　アザチオプリンや6-MPは過剰な免疫反応をコントロールする作用があり、潰瘍性大腸炎の治療ではステロイド依存性患者さんのステロイドの離脱効果、ステロイド中止後の寛解維持効果を持ち合わせています。この薬は効果が現れるまで2〜3ヵ月の期間がかかります。したがって、服用開始からしばらくは効果が感じられなくても医師の指示通りに続けて下さい。

　副作用としては骨髄抑制、発熱、発疹、倦怠感、嘔気、膵炎、肝・腎機能障害、脱毛などがあります。また、長期使用により悪性腫瘍のリスクが増えるという海外からの報告もあります。骨髄抑制に伴う白血球減少症は比較的早期にかつ高頻度に出現しますので、投与開始後しばらくは頻回に血液検査を施行し白血球数に注意しなければなりません（※）。また、妊娠・出産・授乳に関しては影響ないという海外の報告もありますが、動物実験で多量投与による危険性が確認されていることからも、若年者の使用にあたっては患者さんが納得した上で慎重に投与する必要があります。現時点では妊娠適齢期の女性患者さんには他の治療を選択するのが望ましいと思います。また、アザチオプリンの服用で軽度の副作用が出る方でも実際のところ６−ＭＰは大丈夫という方が結構いますので、主治医と相談して６−ＭＰを試してみてもよいと思います。ただし、６−ＭＰは潰瘍性大腸炎の治療ではまだ保険承認されてい

名医のポイント

　免疫調節薬はステロイド依存性の潰瘍性大腸炎の患者さんに非常に有用な薬です。患者さんの中には、「免疫調節」という響きや副作用のイメージから服用をためらう方もいますが、服用することでステロイドから離脱でき症状がとても安定する場合があります。また、副作用が出現しても薬の服用を中止すれば副作用は消失しますので大きな心配は要りません。

※　2019年2月に保険適用になった、事前に副作用発現の可能性を調べるNUDT15検査についてはP148をご覧下さい。

ませんので注意が必要です。

　通常、アザチオプリンは50〜100mg、 6 - M P は30〜50mgを服用します。患者さんによって適正量が違いますので先ほど言ったように服用当初は定期的な血液検査が必要となります。

▶ 副作用が少ない血球成分除去療法

　潰瘍性大腸炎は過剰な免疫反応が自分の大腸粘膜を攻撃して症状が起こると考えられています。血球成分除去療法は炎症に関与している白血球を減らせば症状が良くなるのではないかという考え方から生まれたもので薬物療法、手術に次ぐ第3の治療です。我が国で開発された日本独自の治療オプションであり、欧米では日本ほど行われていません。

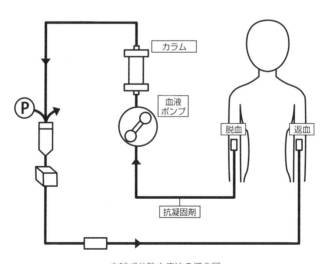

血球成分除去療法の概念図

血球成分除去療法には使用される血球細胞吸着器によりふたつ
の方法があります。顆粒球吸着療法（商品名アダカラム®によるも
の）と白血球除去療法（商品名セルソーバ®によるもの）です。基
本的な考え方は同じですが、アダカラム®は白血球の中の顆粒球、
単球を主なターゲットとしています。特殊な吸着ビーズが入った
カラム（円筒形の容器）に血液が通過することで活性化した顆粒
球などを選択的に除去します。セルソーバ®は同じ円筒形の容器で
すが、中に特殊な不織布膜がぎっしり入っており血液が通過する
ことで活性化した顆粒球、単球だけでなく、リンパ球、血小板ま
で除去されます。アダカラム®を使う方法はGranulocytapheresis
（ＧＣＡＰ）、セルソーバ®を使う方法はLeukocytapheresis（ＬＣ
ＡＰ）と呼ばれていますが、両者で有効性には差はありません。

　保険適用はどちらも寛解導入療法のみで活動期潰瘍性大腸炎の
患者さんに、一連の治療で10回まで（劇症では11回）施行できま
すが、ステロイドのような即効性はなく効果を認めるまでには通
常３回以上の施行が必要です。以前は週に１回しか施行できませ
んでしたが、保険改定により毎日でも施行できるようになりまし
た。入院患者さんでは１週間に５回連続で施行することで入院日
数が明らかに短くなりました。外来で行う場合は、通院の問題も
ありますので週２〜３回法で施行しているのが現状です。
　通常、左右の肘の静脈に針を刺し、片方から血液を取り出しア
ダカラム®、セルソーバ®で活動性のある血球成分を選択的に除去

して反対の肘静脈に返血します。1回の治療時間は約60分で分速30mlの流量で処理しますので計1800mlの血液が処理されることになります。施行中は体外に取り出した血液が固まらないように抗凝固剤という薬を使用します。また血液を体外に取り出すために献血の時に使用するものと同程度の比較的太い針を両腕に刺します。これが患者さんによっては結構痛みを伴うこともありますが、事前に針を刺す部位の皮膚に麻酔シールを貼るなどの対策をとることもできます。

　ＧＣＡＰ治療を例にとれば、この治療は顆粒球の数を単に減らすというより、サイトカインなどの炎症を起こす物質の産生能が低下した活動性のない顆粒球に性質を変えることで炎症を抑えるというものです。もちろん、一時的に顆粒球の数は減少しますが、骨髄という場所で新しい血球が次々と造られ末梢血液中に動員されますので治療終了時にはほぼ治療前の数に戻っています。血球成分除去療法は薬物を用いな

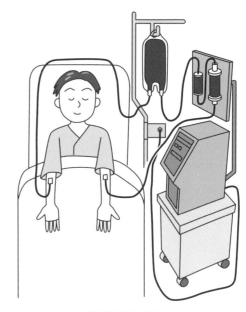

血球成分除去療法

い治療ですからステロイドなど他の寛解導入薬剤と比べ副作用が少ないことが特長です。副作用として頭痛や発熱などを認めることがありますが、ほとんどが軽度なものであり安全性が高い治療法といえます。

　では、血球成分除去療法はどのような患者さんが対象になるのでしょうか？　５−ＡＳＡ製剤やステロイドが効かなければすぐに使うべきでしょうか？　実は血球成分除去療法には、その効果が現れやすいケースと現れにくいケースがあることが最近わかってきました。そこでポイントとなるのが内視鏡検査での潰瘍所見です。深掘れ潰瘍が認められず、ただれや浅い潰瘍だけが散在し粘膜がむくんでいるような症例では血球成分除去療法が比較的有効なことがわかりました。一方で、深く掘れた潰瘍が広範囲に広がって粘膜がボコボコの症例は血球成分除去療法の効果はほとんど期待できません。このような内視鏡所見の患者さんではもっと強力な治療、例えばステロイドや次に説明する生物学的製剤、免疫調

名医のポイント

　血球成分除去療法はステロイドのような薬物療法とは異なり副作用が少ない非薬物療法です。５−ＡＳＡ製剤で寛解が得られないとき、次のステップとしてはステロイドということになりますが、内視鏡所見で深掘れ潰瘍を呈していない症例はステロイドを使わなくてもこの治療法のみで多くが寛解できると思います。

節薬を使わなければ潰瘍は治りません。

　以前はステロイド抵抗性（ステロイドを使用しても効果がみられないケース）の患者さんが血球成分除去療法の対象となることが多かったのですが、最近では５-ＡＳＡ製剤が無効な中等症の患者さんにステロイドを使う前に外来で早期に導入することでステロイドの副作用を回避したＱＯＬの高い治療が可能になったわけです。保険適用は寛解導入療法のみで維持療法はできませんが、維持療法の全国規模の臨床試験も終了しており、維持療法が保険適用になる日もそう遠くないと思います。

▶ 即効性のある免疫調節薬

　免疫調節薬のタクロリムス（商品名プログラフ®）とシクロスポリン（商品名サンディミュン®）はアザチオプリンや６-ＭＰとは異なり、即効性のある強力な免疫調節薬です。この薬はいずれもインターロイキン-２（IL-2）というサイトカインの産生を抑制することで強い免疫抑制効果を発揮するといわれています。もちろん、投与開始後には血液検査が必要です。アザチオプリンや６-ＭＰは白血球減少という副作用がないかどうかを確かめるために採血をしましたが、タクロリムスやシクロスポリンの場合は血中濃度の調節のために採血が必要になります。濃度が高すぎると副作用が出てきますし、また低すぎても有効性に欠けるので採血による濃度チェックは不可欠です。

シクロスポリン

　シクロスポリンは点滴で投与する強力な免疫抑制効果をもった
薬剤で、重症・劇症の患者さんの手術回避のために使われます。
手術を回避するための内科治療の最後の砦といえばわかりやすい
かと思います。対象患者さんは、ステロイドが大量に投与されて
も効かない、手術が迫っているような重症・劇症の患者さんです。
1日に10回以上の大量下血を伴う血便があり、腹痛が強く鎮痛剤
も効かない、発熱もありベッド上でぐったりしている患者さんを
想像して下さい。こういう患者さんが投与の対象になります。も
ちろんこれほどの重症患者さんですから食事はできるはずもあり
ません。絶食にして高カロリーの輸液ができるように鎖骨下や頸
部の静脈に太いカテーテルを挿入して中心静脈栄養管理とします。
そして3〜4mg／kgのシクロスポリンを24時間持続で点滴投与し
ます（体重50kgの患者さんで150mgが基準）。また、有効濃度を
維持するためと副作用発現予防のために血中濃度を週2回は測定
する必要があります。作用発現は極めて迅速な薬剤で有効な場合、
投与開始3〜7日もすれば症状の改善を認めます。この薬は長期
間投与しても感染症などの合併症のリスクが高まるだけなので投
与期間は2週間程度が限度で、短期で勝負する薬です。2週間で
治療効果が得られないケースは原則、手術の適応となります。原
則といったのは以前ならこの薬が効かない場合は手術となってい
ましたが、最近では後でお話しする生物学的製剤レミケード®の追
加治療で手術が避けられた症例も経験しているからです。したがっ

て、シクロスポリンを投与して1週間してもまったく改善のない場合や、むしろ悪化した場合は外科医に連絡し手術のタイミングを逸しないことが大切です。私の病院ではこれまで350例以上の重症・劇症患者さんに投与していますが約7割の患者さんが手術を回避できています。この薬の副作用としては、腎機能障害、肝機能障害、高血圧、中枢神経症状、頭痛、手指のふるえ、多毛などがあります。この薬で寛解導入でき食事が開始されたら通常はネオーラル®という経口薬に変更しますが、ステロイドと同様にこの薬にも寛解維持効果はありませんので数ヵ月して維持効果があるアザチオプリンにスイッチするのが一般的です。潰瘍性大腸炎の治療薬の中ではおそらく最強だと私は考えていますが、残念ながらまだ保険で認められていないので使える施設は大学病院、専門病院に限られているのが現状です。また、確かにこの薬を使えば70%の患者さんは急性期の手術を一旦は回避できていますが、その後に再燃して手術になる方も少なくありません。

タクロリムス

　タクロリムスは、1984年に筑波山の土壌から採取された放線菌という菌の産生物に強力な免疫抑制効果があることが確認されたことから日本で開発が進んだ薬剤です。関節リウマチやアトピー性皮膚炎など免疫領域では以前から使われていましたが、潰瘍性大腸炎では2009年に保険承認されました。潰瘍性大腸炎の治療薬はたくさんありますが、タクロリムスは日本で開発され世界に発

信された唯一の薬剤でステロイド抵抗性または依存性の患者さん
の両方に適用となっています。シクロスポリンがステロイド抵抗
性の重症・劇症の患者さんの手術回避のために用いる薬剤である
のに対し、タクロリムスはステロイド依存性の患者さんのステロ
イド減量、中止目的にも使用できますのでタクロリムスのほうが
守備範囲が広い薬剤だといえます。注射薬もありますが保険で認
められているのはカプセル型の経口薬のみです。

　したがって、シクロスポリンと違い外来でも投与できるので中等
症から重症までの患者さんが対象になります。シクロスポリンは
手術が迫っているような重症・劇症の患者さんが対象ですが、タ
クロリムスは入院患者さんでも重症度がやや低い患者さんまでが
対象と考えて下さい。もちろん、副作用の発現に注意して薬の効
果を最大限に発揮させるために採血して血中濃度を測定しなけれ
ばなりません。ここでいう血中濃度はシクロスポリンの場合とやや
異なり、次回服用直前の最低血中濃度（12時間前に内服したタク
ロリムスのトラフ濃度）を測定します。したがって、外来でも投与
できる薬剤ですが、外来で導入した場合は血中濃度の調整のため
に外来通院の頻度が多くなるという難点もあります。初回投与時
は体重1kgあたり0.025mgを1日2回朝夕に服用します。したがっ
て、体重40kgの方だと1mgを朝夕2回服用することになります。
寛解導入療法では濃度が10〜15ng／mlになるようにタクロリムス
の投与量を調整します。寛解導入に成功した後はトラフ濃度を5〜
10 ng／mlになるように投与量を減らし維持療法に移行します。

　タクロリムスが登場した当初は添付文書通りの0.025mg／kgで投与を開始していました。しかしこの量ではとてもじゃないがトラフ濃度が有効域に達するまで２週間以上かかってしまい重症・劇症例はその前に手術になってしまうという不都合が生じました。そのため投与量の見直しが行われ、最近では0.05〜0.1 mg／kg（つまり、通常の２〜４倍量）の高濃度のタクロリムスを最初から投与して短期間で有効トラフ濃度域にもっていき手術を回避する「急速飽和療法」という治療法が用いられています。寛解維持療法では３ヵ月という保険上のしばりもあるのでタクロリムスを中止とする場合はイムラン®などの寛解維持効果のある免疫調節薬を追加併用することが推奨されています。都道府県により保険上のしばりが異なると思いますが、タクロリムスを3ヵ月以上内服していても副作用なく寛解維持している患者さんもいますので現在内服し

名医のポイント

　シクロスポリンは入院が必要な重症・劇症の潰瘍性大腸炎の患者さんが対象となるのに対し、タクロリムスは外来でもコントロール可能な中等症の患者さんも対象になります。しかし、両薬剤とも血中濃度の測定が必要なために大学病院などの専門病院での導入が望ましいと思います。ステロイドを大量に投与されても良くならないような場合は、ステロイド漬けにされる前に専門病院への転院を考えて下さい。

て安定している方は主治医に相談してみて下さい。

　副作用としては手指のふるえ、ほてり、多毛、高血圧、腎機能障害、不整脈、糖尿病、高カリウム血症、低マグネシウム血症などがあります。血糖の高い方や腎機能の悪い方は内服を控えて下さい。血中のカリウム値やクレアチニン値が上昇した時は直ちに中止とする必要があります。

▶ 新しい発想の治療　生物学的製剤

　世界的にクローン病の治療に革命を起こしたといわれる治療薬が生物学的製剤のインフリキシマブ（商品名レミケード®）です。これは化学的に合成された従来の薬とは異なり、生物が作り出すタンパク質を利用して作った人工タンパク製剤であり、そのため生物学的製剤と呼ばれています。生物学的製剤については、潰瘍性大腸炎とよく似た病気、クローン病に一日の長があるので、みなさんの理解の助けになるようにこの項目ではクローン病の治療についても少し触れています。

　クローン病や潰瘍性大腸炎の患者さんの身体の中で起こっている炎症にはサイトカインという物質が関わっていることが最近わかってきました。サイトカインというのは白血球のひとつであるマクロファージという細胞から作られるホルモンみたいな物質で全身の炎症反応をコントロールする重要な働きをしています。なかでも、ＴＮＦαと呼ばれるサイトカインには直接炎症を引き起こすだけではなく、他のサイトカインの産生を促して炎症を引き

起こす作用もありサイトカインのいわば司令塔の役割をしています。クローン病や潰瘍性大腸炎の患者さんの身体の中ではこのTNFαがたくさん産生され、小腸や大腸などで慢性的な炎症を引き起こしていることがわかっています。したがって、TNFαの働きを抑えることがクローン病や潰瘍性大腸炎の活動性の鎮静化につながるわけです。レミケード®というタンパク製剤はこのTNFαの働きを抑え込む抗TNFα抗体製剤です。簡単に言うとTNFαにくっついてその働きを抑えたり、あるいはTNFαを産生している細胞を破壊して効果を発揮します。日本では2002年５月にクローン病で保険適用になりましたが、潰瘍性大腸炎では2010年6月に承認されました。ステロイドなど従来の治療で効果が見られなかったり、ステロイドが一時的に効いても再燃を繰り

抗TNFα抗体の働き

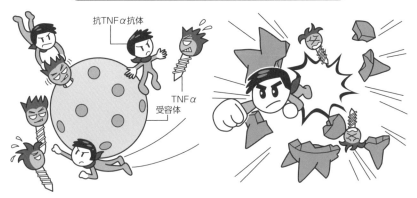

TNFαが受容体に接着することを妨害したり
TNFαを受容体から引き離す

TNFαを産生する細胞を破壊する

返しステロイドから離脱できないでいる中等症から重症の患者さんが生物学的製剤のよい対象となります。

レミケード®

　現在、日本でクローン病、潰瘍性大腸炎に使える抗ＴＮＦα抗体製剤はレミケード®とヒュミラ®の２剤です（※）。レミケード®とヒュミラ®の違いは抗体成分であるタンパク質の組成です。レミケード®は75％がヒト由来、残り25％がマウス由来のタンパク質でできています。以前は、マウスのタンパク質を含んだ抗体製剤しか作れませんでしたが、その後の遺伝子工学技術の進歩によりマウスのタンパク質をまったく含まない完全ヒト由来のタンパク質から成る抗体製剤も作れるようになりました。これがアダリムマブ（商品名ヒュミラ®）であり、日本では2010年10月にクローン病で、2013年６月に潰瘍性大腸炎で保険承認されました。

　投与方法もレミケード®とヒュミラ®で異なります。レミケード®は体重１kgあたり5mg（体重40kgの患者さんなら200mg）を約２時間かけて点滴で投与します。初回投与から２週目に２回目の投与、６週目に３回目の投与を行い、

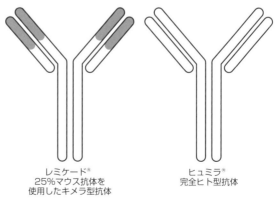

レミケード®
25％マウス抗体を
使用したキメラ型抗体

ヒュミラ®
完全ヒト型抗体

※　2017年3月に保険適用になったシンポニーについては、P141をご覧下さい

この計３回の投与が寛解導入療法となります。レミケード®が効く患者さんはだいたい初回投与後２週間以内で効果を認めます。３回の寛解導入療法で効果を認め、症状が安定した場合は８週ごとに投与する寛解維持療法に移行します。クローン病で保険適用になった当初は維持療法が保険で認められなかったため再燃する症例も多かったのですが、その後の適用改正により2007年に維持療法が可能になりました。レミケード®とヒュミラ®は潰瘍性大腸炎の治療薬として寛解導入療法と維持療法の両方に使えるわけですが、実は導入、維持療法ともに保険適用が認められているのは５−ＡＳＡ製剤とレミケード®、ヒュミラ®などの抗体製剤だけなのです（※）。ただ、５−ＡＳＡ製剤は外来でコントロールできる中等症までの患者さんが対象となりますが、抗体製剤は重症の入院患者さんまでが守備範囲となり、さらに寛解導入に成功した後も外来で再燃予防のために維持投与もできるわけですから画期的な薬なのです。

　私の勤める病院でも約350人の難治性の潰瘍性大腸炎の患者さんにレミケード®を投与しましたが４人に３人は効果を認めていますので魔法の薬といっても過言ではないと思います。ただ、クローン病でもそうでしたが、潰瘍性大腸炎でもだんだん効かなくなるという「効果減弱」問題があるわけです。そもそも効果減弱はなぜ起きるかですが、これには血中のレミケード®の濃度が関与していることが最近わかってきました。つまり、タクロリムスのところでもお話をしましたが、血中のトラフ濃度（最低血中濃度）がポイントになるわけです。血中のレミケード®のトラフ濃度が基準

※　2018年５月から使えるようになった低分子化合物も寛解導入・維持に使用できます。詳しくはP146をご覧下さい。

値より上回っていれば効果減弱は起きないが、下回ってしまうと効果減弱が起きることがわかったのです。血中の濃度が不足してしまい炎症の司令塔であるＴＮＦαを完全にやっつけることができないのです。だから、炎症反応がくすぶって下痢などが続くわけです。したがって、血中のレミケード®が不足しないように注ぎ足して基準値よりトラフ濃度が再び上回るようにしてやればこの問題は解消することになります。クローン病では2011年に10mg／kgの倍量投与が保険で認められました。この倍量投与でクローン病では効果減弱はある程度、救済できるようになりましたが、2019年10月現在、潰瘍性大腸炎ではまだ倍量投与が認められていません。潰瘍性大腸炎で効果減弱を認めた場合、私の病院ではまず８週間隔投与を６週間隔投与というように投与間隔の短縮で対応しています。次の投与までの８週間は持たないわけですから濃度が基準値を下回る前に注ぎ足してやるという理にかなった方法だといえます。また、０、２、６週投与の寛解導入療法を再導入して濃度を再び一気に高めてやるという方法も可能でこの方法で再寛解できた方もいます。じゃあ、ヒュミラ®にスイッチしてはどうかと考える患者さんもいるかと思いますが、後でこのことは詳しく述べますが、レミケード®の"２番煎じ"としてヒュミラ®を使ってもあまり有効ではないというデータがクローン病でありますので潰瘍性大腸炎でも、ヒュミラ®へのスイッチはあまり得策ではないと思います。レミケード®の投与方法については２時間の点滴が原則ですが、計３回の寛解導入療法で副作用を認めなかった

患者さんでは現在1時間投与も認められていますので以前ほどの時間的拘束はなくなりました。

ヒュミラ®

　ヒュミラ®は自己注射薬でお腹や太もも、二の腕などのいずれかに、初回4本（160mg）、2週後に2本（80mg）、4週目からは隔週に1本（40mg）ずつ皮下注射する日本では初の皮下注射型の薬剤です。注射そのものは1〜2分で終わります。初回と2回目、3回目までは来院して主治医や看護師の指導のもとで手技を覚え、自己注射に慣れれば4回目以降は自宅で自分の生活スタイルで治療ができますので、通院・治療に要する時間が短縮できます。レミケード®が病院主導の“おまかせタイプ”の抗体製剤ならヒュミラ®は患者主導の“お持ち帰りタイプ”の抗体製剤といえましょう（笑）。患者主導のため通院治療にともなう負担が少なく、何より自分の生活スタイルに応じた治療ができるというメリットがありますので、遠方に住んでいる方で、自分で薬剤の管理ができる方には“もってこい”のお薬ではないでしょうか。クローン病でのデータですが、レミケード®が効かなくなった症例にヒュミラ®をスイッチして使った場合とレミケード®を使用していない症例に最初からヒュミラ®を使った場合では有効性に大きな開きがあることがわかっています。私の勤める病院のクローン病患者さんでヒュミラ®を導入してから4週後の寛解導入率を比較したところ、レミケード®を使ってない群の寛解導入率が94.1％に対し、レミケー

ド®からのスイッチ群では43.5％であり統計学的にも有意差を認めました。したがって、潰瘍性大腸炎でも適応症例には最初からヒュミラ®を使ったほうが絶対有効だと思います。

副作用など

　レミケード®の副作用には投与時反応（インフュージョン・リアクション）といって点滴中、あるいは点滴後２時間くらいで現れる血圧低下、呼吸困難、顔面紅潮、頻脈、皮膚掻痒感などのアレルギー症状があります。また、投与後３日から１週間くらいして起こる発熱、関節痛、筋肉痛、浮腫などの遅発性過敏症と呼ばれる副作用もあります。投与時反応が出た場合、症状の重さによっても違いますが、点滴を一旦中止してステロイド（ヒドロコルチゾンといって、プレドニゾロンとは違う薬です）などを点滴してスピードを緩めてゆっくり再開すれば大丈夫なことも結構ありますので軽い投与時反応なら継続も可能です。もちろん、２回目にも同様な症状が出てしまった場合はレミケード®による治療はあきらめ、患者さんが望めばヒュミラ®に変更するという手もあります。ヒュミラ®は完全ヒト型の抗体製剤なので注射部位反応といって注射した部分の皮膚が赤くなったり、腫れたりすることがありますが、レミケード®のようないわゆるアレルギー症状は通常認めません。

　抗体製剤の重篤な副作用、合併症として注意しなければならないのは敗血症、結核、肺炎などの感染症です。投与前には十分な問診をして必ず、胸部Ｘ線検査や、ツベルクリン反応、クォンティ

フェロンテストあるいはT－ｓｐｏｔ（どちらも結核菌感染を確認する検査）などの検査を施行して結核や他の感染症にかかっていないかを事前にチェックすることが必要となります。結核の感染が疑われるが、抗体製剤の投与がどうしても必要な場合は抗結核薬を併用しながら投与するという方法もあります。

　最近は、抗ガン剤によりB型肝炎キャリアの方が劇症化して亡くなったという事例もありますのでB型肝炎キャリアの患者さんの投与は特に慎重を要します。安易な抗体製剤の投与はウイルスを活性化し劇症肝炎発症のリスクを高めるので、抗体製剤の投与がどうしても必要な場合は必ず、肝臓専門医に相談してから行うことが義務づけられています。原則として、B型肝炎キャリアの患者さんへの投与は避けたほうがよいでしょう。また、妊婦さん

名医のポイント

　生物学的製剤は新しい薬で不安を感じる患者さんもいると思いますが、潰瘍性大腸炎、クローン病、リウマチなど免疫系疾患だけでも世界で100万人以上の方が使用しているといわれています。長期的な使用による懸念がまったくないわけではありませんが、少なくとも中等症から重症の潰瘍性大腸炎患者さんとっては即効性のある"切れ味のよい"お薬です。ステロイドが効かないで症状が慢性的に続いていたり、ステロイドから離脱できないで悩んでいる患者さんは生物学的製剤の投与を検討してみる価値はあると思います。

や授乳中の投与はどうでしょうかという質問をよく受けますが、抗体製剤は妊娠中、授乳中の投与は問題ありません。ただ、少しだけしばりがあります。妊娠中期（30週）くらいまでの投与はさしつかえありませんが、妊娠後期は胎盤を通して抗体製剤が移行する可能性がゼロではありません。そうなると生まれてきた新生児がＢＣＧやポリオなどの生ワクチン接種で重篤な感染症を引き起こすことも考えられますので妊娠後期の投与は原則控えたほうがよいでしょう。授乳に関しては、母乳への移行はごくわずかで新生児が仮に摂取してもタンパク質なのでまったく問題ないとされています。授乳中の投与はさしつかえありません。

▶ 成分栄養剤

　以前、他の医療施設から紹介された潰瘍性大腸炎の患者さんで、食事の代わりに毎日エレンタール®を飲んでいるという方がいました。エレンタール®という成分栄養剤は食事に含まれている抗原を回避するためにアミノ酸を窒素源（タンパク源）とし脂肪含有量を極力抑えたアミノ酸製剤です。窒素源がアミノ酸のみですから消化の必要がなくアミノ酸をそのまま吸収できるので小腸への負担もかかりません。エレンタール®は小腸に主病変があるクローン病の患者さんが寛解導入と寛解維持目的に摂取するものであり、潰瘍性大腸炎の患者さんが日常摂取するものではありません。むしろエレンタール®により下痢を誘発してしまいます。後で、食事の項でもお話ししますが寛解期の潰瘍性大腸炎では厳格な食事療

法、栄養療法は不要で、好きなものを食べてよいのです。ただし夜間の大食いなどの不摂生は禁物ですよ（笑）。

名医のポイント

　重症の潰瘍性大腸炎で入院治療をする場合は絶食とし、高カロリー輸液による管理を２週間くらい続けますが、寛解期では極端な食事制限は不要です。ましてやエレンタール®を摂取するなどの栄養療法は潰瘍性大腸炎では必要ありません。好きなものを何でも偏りなく食べて下さい。

潰瘍性大腸炎の治療一覧表（※）

薬剤／治療	寛解導入	寛解維持
5－ASA 製剤	○	○
ステロイド	○	×
アザチオプリン／6－MP	△	○
シクロスポリン	○	×
タクロリムス	○	△ （維持療法は保険上３ヵ月間）
抗TNFα抗体製剤	○	○
血球成分除去療法	○	×

▶ 潰瘍性大腸炎の治療以外で、よく使用されるお薬

　潰瘍性大腸炎の治療薬ではありませんが、下痢の緩和などで患者さんに処方されるお薬を少し紹介しましょう。

(1)整腸剤

①ビフィズス菌（商品名ラックビー®微粒N、ラックビー®錠）

②ラクトミン（商品名ビオフェルミン®配合散）

③酪酸菌（商品名ミヤBM®細粒、ミヤBM®錠）

　いずれも乳酸菌製剤で、腸内細菌を整え、下痢を緩和します。

④酪酸菌配合（商品名ビオスリー®錠）

⑵下痢止め（止瀉薬）

①フェロベリン（商品名フェロベリン®配合錠）

　植物由来の薬で、腸の蠕動運動を抑えたり、腸内細菌を調整し

　たりすることで下痢を緩和します。

②タンニン酸アルブミン（商品名タンナルビン®）

　腸粘膜のタンパク質と結合し、保護膜を作ることで腸の蠕動運

　動を抑え、下痢を緩和します。

③ロペラミド塩酸塩（商品名ロペミン®）

　腸の運動を抑えたり、水分の吸収を促進することで、下痢を緩

　和します。

⑶痛み止め

　ブチルスコポラミン（商品名ブスコパン®錠）

　胃や腸のぜん動を抑え、痛みをやわらげます。

⑷漢方薬

　大建中湯（ツムラ）

　腹部膨満を解消します。

潰瘍性大腸炎の外科治療

　潰瘍性大腸炎患者さんの多くは薬物療法などの内科治療で症状をコントロールすることができますが、これから述べるような場合は手術を考えなければなりません。手術を必要とする患者さんは全体の10％前後といわれています。この数字は少し古いもので、現在の正確な統計は不明ですが、かなり低くなっていると推測されます。「手術」と聞いて驚く患者さんもいるかもしれませんが、ＱＯＬの高い日常生活を送るためには必要な治療選択肢ですので潰瘍性大腸炎の手術がどんなものかお話しします。近年の内科治療の進歩により10年前、20年前と比べれば手術は明らかに減少しています。

　手術には絶対的適応（絶対にしなければ命に関わるケース）と相対的適応（今すぐにする必要はないが、通常の日常生活に支障をきたしているために手術をしたほうが良いケース）のふたつがあります。また、待てない手術（緊急手術）、待てる手術（待機的手術）という具合に分けることもあります。

―手術の適応―
1）　内科治療にまったく反応しない劇症例
2）　大量出血が止まらなくて高度の貧血をきたしている場合
3）　中毒性巨大結腸症（腸管の動きが止まり腸内にガスが溜まっ

た結果、腸管が風船のように膨らんでしまい全身に意識消失
などの中毒様症状が現れる状態）

4） 穿孔（腸管に孔があくこと）

5） 大腸ガンの合併

6） 頻回に入退院を繰り返して通常の日常生活が送れない場合

7） ステロイドの総投与量が10gを超え、ステロイドの副作用が
著明な場合

　上記のうち１）から５）は絶対的適応であり、中でも１）から４）
は緊急手術の適応となります。６）と７）はＱＯＬの低下してい
る状態が続いているケースなので相対的な手術適応となりますが、
緊急手術の必要はなく待機的手術で十分です。５）の大腸ガンの
合併のケースも手術の絶対的適応ですが、一刻を争うものではあ
りませんので検査所見がすべて揃ってから待機的（計画的）に行
えばよいものです。

　潰瘍性大腸炎の手術は大腸をすべて摘出する「大腸全摘」が基
本です。仮に左側大腸炎型であっても炎症のない右側を残すよう
なことはありません。正常な腸まで切除してしまうなんてどうし
て？と思う患者さんもいるかと思いますが、残した大腸がまた再
燃したりガン化したりする場合も十分あり得るので大腸を全部取
り除く大腸全摘術が基本となるのです。潰瘍性大腸炎の病変部位
は大腸だけなので大腸を全部摘ってしまえば再燃しないというこ

とになります。つまり、手術＝完治ということになります。実際、大腸全摘手術を受けて潰瘍性大腸炎の症状がなくなり、日常生活を不自由なく送っている方もたくさんいます。しかし、大腸を全摘したあとでも大腸の代わりをする回腸嚢（小腸の一部を袋状にして作った便を溜めるための袋）に炎症が起こる場合もあり、下血こそありませんが、かえって術後に便回数が増えることはしばしばあります。ですから手術は主治医や家族などの意見も聞いてよく考えてから決断することが大切です。もちろん、大腸に孔があいて腹膜炎を合併した場合や、大量出血が止まらない場合、中毒性巨大結腸症の場合などは命に関わる重篤なケースですので緊急に手術をしなければなりません。

潰瘍性大腸炎手術の術式

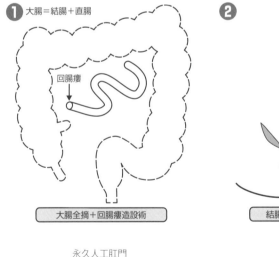

❶ 大腸＝結腸＋直腸

回腸瘻

大腸全摘＋回腸瘻造設術

永久人工肛門

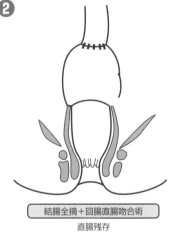

❷

結腸全摘＋回腸直腸吻合術

直腸残存

再燃の問題

大腸を全摘したら人工肛門（ストーマ）になってしまうと思い込んでいる方もいるかもしれません。確かに以前は永久ストーマになる手術（図表①）や回腸と直腸を単純に吻合する手術（図表②）が主流でしたが、現在では高齢者の場合を除けば原則、永久ストーマになることはありません。また、（図表②）の直腸を残す術式は、手術自体は簡単ですが、残存直腸の再燃やガン化の問題がありますので現在ではほとんど行われていません。

　現在は大腸（結腸＋直腸）を全部摘出して回腸の先端を袋状（回腸嚢）にし肛門（管）とつなぐ手術が主流となっています。ただ、この手術もさらにふたつの術式に分かれます。再燃を起こす可能性のある直腸粘膜を歯状線（肛門と直腸の境界線）ギリギリまで全部

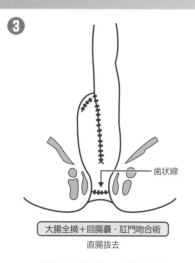

❸

歯状線

大腸全摘＋回腸嚢・肛門吻合術
直腸抜去

・根治性に優れる　・漏便の問題

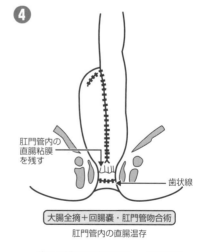

❹

肛門管内の
直腸粘膜
を残す

歯状線

大腸全摘＋回腸嚢・肛門管吻合術
肛門管内の直腸温存

・残存直腸の再燃の問題　・漏便防止

剥ぎ取り、回腸嚢と肛門をつなげる回腸嚢肛門吻合術（図表③）と直腸の最後の部分（肛門管）の直腸粘膜を数センチ残して肛門管とつなげる回腸嚢肛門管吻合術（図表④）のふたつです。図表③の術式はよくＩＡＡと呼ばれますが、肛門管内の直腸粘膜も全部取りきってしまう術式なので根治性に非常に優れており再燃、ガン化の心配はありませんが、便漏れの心配があります。一方、図表④のＩＡＣＡという術式は肛門管内の直腸粘膜が残るため肛門機能が温存され便漏れの心配はありませんが、わずかに残っている直腸粘膜に再燃やガン化の問題が残ります。どちらの手術を選択したらよいか迷うかもしれませんが、主治医の外科の先生が患者さんの病変範囲や病態、治療内容から総合的に判断して患者さんに合った術式を提案してくれますので心配はいりません。

　通常、手術は２〜３回に分割して行います。潰瘍性大腸炎は緊急手術も多く、ステロイドが大量に投与されている場合は傷口がすぐにはくっつきにくいこともあります。傷口がくっつかないと（これを縫合不全といいます）消化液の漏出や出血など大きな問題が起こるので分割手術が原則となるのです。

　最近は待機的手術の場合なら時間的余裕もありますので傷口が小さく済む腹腔鏡下手術も盛んに行われています。腹腔鏡下手術とは、開腹を行わずお腹にあけた小さな孔からカメラや電気メスなどの道具を入れて、テレビモニターを見ながら遠隔で行う手術のことです。傷あとも目立ち難く開腹手術と比べて入院日数も大きく短縮されるというメリットがあります。

潰瘍性大腸炎は大腸だけの病気だから「大腸を全部とっちゃえば完治」ということになります。もちろん、再燃はありませんが、やはり術後の合併症はあります。一番多いのは回腸嚢炎といって回腸嚢に炎症が起き、一日10回以上の血性下痢や、腹痛といった潰瘍性大腸炎の再燃と同じような症状に悩まされることがあります。原因はまだはっきりしていませんが、大腸がなくなった後の免疫異常の鉾先が回腸に移ったことによると考えられています。回腸だけでなく十二指腸や空腸に潰瘍性大腸炎と同じようなただれや潰瘍ができることや、関節炎、壊疽性膿皮症などの腸管外の合併症だけが残りひどくなることもあります。

　回腸嚢炎を合併した場合は、以前よりフラジール®やシプロキサン®などの抗菌薬、ペンタサ®やステロイドなどの注腸製剤などが使われていますが、難治症例も少なくありません。最近では抗ＴＮＦα抗体製剤のレミケード®やヒュミラ®の有効性も報告されています。

吉村直樹先生の横顔 文責／三雲社単行本編集部

　吉村先生は世界遺産に登録された日本一の富士山を北に仰ぎ見る静岡県富士市の出身である（富士山が表紙に使われた理由もこれによる）。新潟大学に進んだが、在学中に日本海の極寒や大雪に大変苦労したと語る。静岡の温暖な気候で育ったので寒いのや雪が大の苦手なのだ。実は高校を卒業するまでの18年間で雪らしい雪を故郷で目にしたのはたった一回だけだとよく話していた。卒業後はできれば太平洋側の暖かいところで働きたいと思っていた吉村先生は、千葉大学医学部第二内科へ入局する。

　千葉大学でＩＢＤ（潰瘍性大腸炎・クローン病）診療の恩師となる鈴木康夫医師（現・東邦大学医療センター佐倉病院　IBDセンター長・東邦大学医学部特任教授）と運命的な出会いをすることになる。鈴木医師が第二内科消化器グループのチーフとなった最初の年に研修医として入ってきたのが吉村先生だった。当時の第二内科消化器グループは全国的には全くの無名であった。しかし、吉村先生が松戸市立病院での初期研修を終えて消化器グループに戻ってから鈴木医師との二人三脚で診療、研究に取り組み、シクロスポリン療法の実績で一躍注目され千葉大第二内科をＩＢＤ診療の全国区に押し上げたのである。吉村先生は以後もＩＢＤの診療・研究に手腕を発揮したが、2004年10月にＩＢＤ、肛門診療で有名な社会保険中央総合病院（現・東京山手メディカル

センター）に異動し現在に至る。炎症性腸疾患内科の診療部長と
して現在、潰瘍性大腸炎1000人、クローン病450人の患者さん
の診療を行っている。

　吉村先生が社会保険中央総合病院へ勤務するようになって１ヵ
月も経たない頃、ひとりの女子高校生が都内の大学病院から転院
してきた。ステロイド抵抗性の劇症の潰瘍性大腸炎で症状は重篤
だった。すぐにもステロイドに代わる強力な内科治療が必要で
あったが、当時、同院ではシクロスポリンの使用経験が全くなかっ

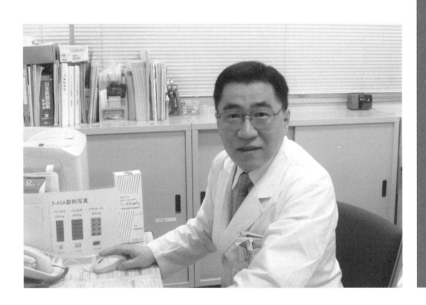

吉村直樹先生の横顔

た。千葉大学時代にシクロスポリン療法の十分な経験を積んでいた吉村先生の迅速な判断によりシクロスポリンを導入してなんとか手術が回避できた。ただ多感な年代の彼女は定期的通院や検査を嫌がり、また学校や家庭でのストレスが当時多かったため、その後も何度か入退院を繰り返した。しかし、吉村先生の親身な治療のおかげで、幸いにも手術だけは回避できた。やがて結婚し、お子さんを授かったその患者さんは母親らしい落ち着きを身につけ、現在も通院して吉村先生の診察を受けている。

　多くの勤務医の例に漏れず、吉村先生も非常に多忙な日々を送っている。東京山手メディカルセンターは土日休診であるが、100人以上いる月曜日の予約患者さんの事前のカルテチェックや入院患者さんの回診のために休日も病院へ行くという。またその合間を縫って全国各地で医師や患者さんに向けた医療講演を行うことも多い。患者数の増加が著しい潰瘍性大腸炎やクローン病の診療を専門とする医師は少なくないが、吉村先生は「日本で最も多くの潰瘍性大腸炎の患者を診察する医師」であり、多くの患者さんに頼りにされる「名医」のひとりであることは間違いない。

第四章

潰瘍性大腸炎と
進学・就職／妊娠・出産

▶ 進学・就職では寛解維持が大事

　潰瘍性大腸炎と診断された患者さんはもしかしたら次のような
心配や不安を持つかもしれません。

「これからどうなってしまうのだろう？」

「原因不明の難病と言われてちゃんとした生活が送れるの？」

「学校や仕事は辞めなきゃいけないの？」

　大丈夫ですよ！　潰瘍性大腸炎であっても、適切な治療を受け
て症状がなく寛解を維持していれば普通の人とほとんど変わらな
い生活ができます。実際にそういう患者さんをたくさん見てきて
います。

　しかし、それには定期的な通院治療が欠かせません。症状や経
過により異なりますが、５－ＡＳＡ製剤の内服は副作用のない限り
継続することが大事です。第六章で詳しくお話ししますが、潰瘍
性大腸炎の患者さんは健常者と比べて大腸ガンを合併する可能性
が高いという報告があります。しかし５－ＡＳＡ製剤の服薬遵守が
発ガンを予防するという海外からの報告もありますので、寛解期
が続いても５－ＡＳＡ製剤の服用は続けることが望ましいのです。
「毎月、学校や会社を休めない」という方もいると思いますが、病
状が安定していれば２ヵ月に１度、３ヵ月に１度の通院でもＯＫ
です。なかには土曜日に診察しているＩＢＤ専門医がいる病院・

医院・クリニックもありますので平日どうしてもダメな方は土曜日診察可の医療機関を受診する方法もあります。症状が悪化した時には放っておかないでかかりつけの病院をすぐに受診し適切な治療を受けなければなりません。これを忙しいからと放っておくと、とりかえしのつかないことになります。

　潰瘍性大腸炎と診断された方のおよそ6割強は軽症といわれています。残りの方が中等症から重症に分類されます（分類は第三章を参照）。なかには「難治」と呼ばれる治療の効果が出にくい方や一時的に効果があっても再燃しやすい方もいます。それでも患者さんに見合った治療薬を適切に用いれば健康な方と同じように通常の日常生活が送れます。

　進学や就職の心配をされている患者さんもたくさんいると思います。「潰瘍性大腸炎だから大学は無理、就職できない」と最初か

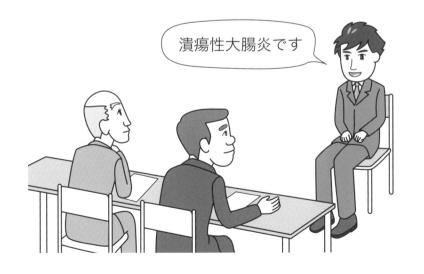

潰瘍性大腸炎です

らあきらめている方はいませんか？　そんなことはありません。私の患者さんでも医学部に入学した患者さんもいれば、公務員になった人、上場企業に就職した方もいます。大事なことはまずは適切な治療を受け、寛解後もこの落ち着いた状態を長期に維持して試験や面接に備えて万全な体力作りをすることです。

　よく、就職の面接の時、病気のことを正直に話すべきかどうかという質問を受けます。これは非常に難しい問題です。会社側に潰瘍性大腸炎という病気を理解してもらい、通院や服薬のサポートをしてもらえればこれが一番理想的でしょうが、現実的には就職に不利になると思います。会社側も難病＝不治の病気と思い込み、仕事に支障が生じるなどでマイナス材料と考えると思います。ですから面接の際は告知しないで採用されてからごく身近な同僚、上司に話せばよいと思います。上司だって潰瘍性大腸炎を隠しておいたからクビだ！　なんていうことは言わないでしょう。むしろ理解してくれて月1回程度の外来通院を認めてくれることもあるでしょう。また、障害者枠という枠組みで初めから潰瘍性大腸炎の患者さんを採用して病気に支障のないデスクワーク、月1回程度の通院を認めてくれる患者さん寄りの会社もありますので、こういう枠で就職するのもひとつの手だと思います。ただし、この方法は障害者手帳を持っている方に限られてしまいます。また、就職活動の経験がある潰瘍性大腸炎の患者さんの経験談は大変参考になりますので、患者会や医療講演会などに参加しお話を聞いてみるのもいいと思います。

▶ 学校との連携

　小学、中学生の潰瘍性大腸炎の患者さんは小児科で治療を受ける場合が多いようですが、私は中学、高校生なら小児科より炎症性腸疾患専門の科がある専門病院、大学病院のほうがスタッフもそろっているのでよいと考えています。大事なことはまず担任の先生に潰瘍性大腸炎であることを話し、病気を理解してもらうことです。症状が安定していれば、支障なく学校生活を送れる患者さんもたくさんいます。トイレの回数が多い、腹痛や貧血で体育の時間の運動が辛いなどの問題があったら担任の先生に相談して配慮をしてもらって下さい。

　特に低年齢の場合はトイレに何回も行くこと、特に授業中に行くことが周囲の生徒からの偏見の対象にもなりかねません。主治

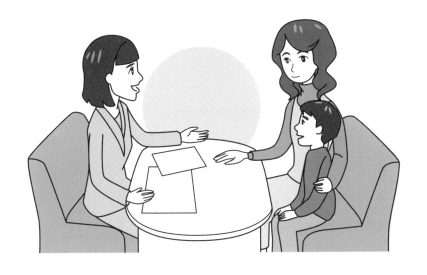

医にその旨相談すれば診断書を書いてくれたり、配慮すべきことを書面にしてくれると思います。また、食事については寛解期であれば極端な食事制限は必要ありませんが、牛乳など乳製品、脂っこいもの、辛い物や刺激の強いもので下痢や腹痛を引き起こすこともあります。その時は担任の先生に話をして給食のメニューを変更してもらうなど考慮してもらって下さい。

　治療のために学校を遅刻・欠席したり、時には長期の入院を余儀なくされることもあります。親の立場からすれば我が子の勉強の遅れも心配ですが、こどもからすればクラスメートとの関係も大切なはずです。クラスで孤立することのないように担任の先生と話し合う機会を持つことも大事です。

▶ 就労の際の注意点

　潰瘍性大腸炎の患者さんの就職だってもちろん問題ありません。繰り返しになりますが、寛解を維持していれば健康な方とほとんど変わらない仕事ができます。そのためには通院・服薬は寛解期でも続けることが大事です。一般的に肉体的・精神的にハードな仕事とされている職業であっても支障なく勤めている患者さんはたくさんいます。患者さんの中には、プロレスラー、飛行機のパイロット（ただし大腸全摘済みで服薬なし。潰瘍性大腸炎治療薬の中には航空業務に不適切・不適合な薬剤があります）、競艇選手、ボディービルダー、医師、タレントもいます。日本で一番有名な

潰瘍性大腸炎の患者さんはみなさんご存知の安倍晋三氏（第90代、第96代総理大臣）だと思います。アメリカ合衆国の第35代大統領ジョン・F・ケネディ氏も潰瘍性大腸炎だったといわれています。もちろんこれは極端な例ですが、潰瘍性大腸炎だからといって職業選択に不利益を被ることはなく努力次第でどんな職業にも就けるのです。自身の体調管理をしっかりとできる自信があれば、好きな仕事を選択しても差し支えありません。患者さんご自身がよく考えて、体調が安定しないから勤務時間が決まっている立ち仕事のないデスクワークがいい、入院や手術になった場合も考え安定した公務員になりたいなど体調に合わせた職業を選択して下さい。

　働き始めたらどんな仕事でも辛いことや悩みごとがあると思い

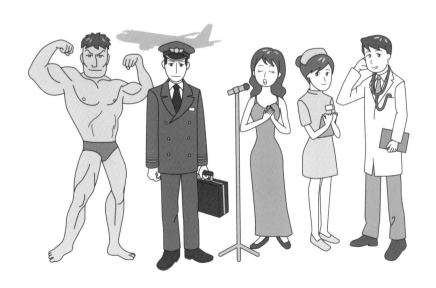

ます。就業時間が不規則であったり、出張や残業が続いたりして疲れることも多いかもしれません。ストレスはどの職場にもあります。ストレスと上手につきあうにはストレスを溜め込まず、休日にはしっかり休養を取るなど、自分なりの体調管理法、体調維持法を見つけることが大事です。5－ＡＳＡ製剤の服薬は必ず守って下さい。お昼の服薬をどうしても忘れてしまう方は自分のスタイルに合わせて一日2回で服薬しても問題ありません。飲み忘れによる病気の再燃には注意しましょう。それと下痢、血便などの症状が続く場合は放置しておかないでなるべく早く受診するよう心掛けて下さい。

潰瘍性大腸炎と
妊娠・出産

▶ 妊娠へ向けて

　若い女性の患者さんでは妊娠・出産に支障はないか、子育てができるのかと心配されている方も多いと思いますが、基本的には問題ありません。実際に、何人ものお子さんを産んで育てている方がたくさんいらっしゃいます。最近、社会問題のひとつとして話題になっている「不妊」についてですが、潰瘍性大腸炎の患者さんの不妊率は健常者と変わらないという国内外の報告があります。ですから、この点は心配しなくてよいかと思います。

　潰瘍性大腸炎の患者さんが妊娠を希望される場合は、できる限り計画的な妊娠が望まれます。ひとつは活動期に妊娠した場合は通常の妊娠と比べ不妊や流産・早産の可能性が少しだけ高まるという報告があるからです。活動期の症状により下血を繰り返し貧血になり妊娠の継続に影響を及ぼすことも十分考えられます。もちろん、活動期の妊娠・出産が必ずしも危険ということではなく、実際に活動期に妊娠してしまった方でも無事出産した例もあります。

　逆に寛解期であれば流産などのリスクは健康な方とほとんど変わりません。妊娠の予定、あるいは妊娠がわかった場合は早急に主治医にその旨を告げることが安全な妊娠・出産の第一歩です。

　また、生まれてくる赤ちゃんも潰瘍性大腸炎になってしまうのでは？　という心配もあるかと思います。しかし、潰瘍性大腸炎

は遺伝病ではないので心配要りません。もちろん、ＩＢＤ（潰瘍性大腸炎とクローン病）患者さんの中には親子、兄弟など家族内発症の例もありますが、ＩＢＤは単一の遺伝子により遺伝し発症する病気ではありません。家族内発症もせいぜい数％に過ぎません。

　妊娠された場合、産婦人科の受診も必要になります。潰瘍性大腸炎の治療を行う内科と産婦人科の連携が必要になりますので、産婦人科の主治医にも潰瘍性大腸炎の病状や治療内容について話しておいて下さい。

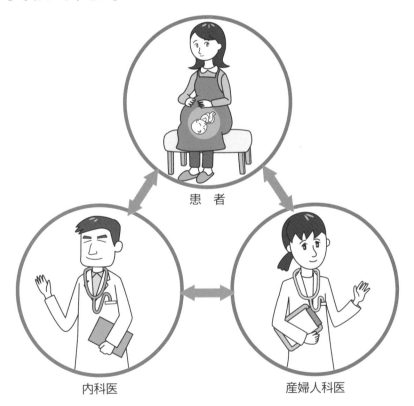

患　者

内科医　　　　　　　　　　産婦人科医

▶ 妊娠中の治療

　妊娠を望む患者さんで活動期の方は安全な薬の内服によりまずは寛解導入を図り寛解維持の状態を出産まで維持することが大切です。寛解導入治療で使用する薬剤、寛解維持で使用する薬剤については第三章で詳しく解説しましたが、ここでは妊娠の際にそれらの薬が及ぼす影響についてお話ししましょう。

　アメリカで食料品や医薬品、化粧品などの許認可や取締りを行う行政機関が食品医薬品局（ＦＤＡ）です。そのＦＤＡが薬剤の胎児に与える影響・危険度を分類しています。分類はＡ、Ｂ、Ｃ、Ｄ、Ｘと分けられていて、Ａは「安全（危険性が証明されない）」、Ｂは「おそらく安全」、Ｃは「安全とも危険ともいえない」Ｄは「危険だが、緊急時に使用することで有益であれば容認される」、Ｘは「危険（有害性が証明されている）」です。

　潰瘍性大腸炎の治療で用いられている薬は次のようになっています。

IBD 治療薬の妊娠・授乳への影響

薬　剤	FDA分類	妊　娠	授　乳	男性受精
SASP（サラゾピリン®）	B	○	○	△
5-ＡＳＡ製剤 （ペンタサ®／アサコール®）	B	○	○	○
ステロイド（プレドニン®）	C	○	○	○
タクロリムス（プログラフ®）	C	△	×	○
AZA／6-MP （イムラン®／ロイケリン®）	D	△	△	○
シクロスポリン（サンディミュン®）	C	△	×	○
インフリキシマブ／アダリムマブ （レミケード®／ヒュミラ®）	B	○	○	○

薬剤ではありませんので血球成分除去療法（アダカラム®・セルソーバ®）は表に入っていませんが、安全性の高い治療なので妊娠中・授乳期の施行にも問題ありません。万が一妊娠・授乳期に再燃しても、安心して施行できる治療法です。もちろん男性の受精にも影響はありません。

第三章で強調した通り、潰瘍性大腸炎の基本治療薬は5－ＡＳＡ製剤です。安全性が高い薬なので妊娠しても寛解を維持するために最低量の服用は続けるのが望ましいでしょう。「薬剤師や産科の先生が胎児によくないから服用を中止にしたほうがよいと言われた」などの話を妊娠された患者さんからよく耳にしますが、まったく根拠のないことです。むしろ、服薬中止による潰瘍性大腸炎の再燃→妊娠への影響のほうが怖いのです。また生物学的製剤も安全性が高いとされ、私の患者さんでも生物学的製剤を使用したまま妊娠・出産された方が7例います。まずは寛解期の妊娠を計画し、出産まで再燃させないことが大切です。薬剤の服用による安全性と早産・流産のリスクなどはよく主治医と相談して下さい。

もちろん、寛解期の妊娠でも、出産までの間に再燃することもあります。その時には症状の重さをよく観察し、どのような治療を用いて寛解に持っていくかを主治医と十分話し合って決めなくてはなりません。

▶ 出産・育児について

出産については産婦人科の先生におまかせすることになります。

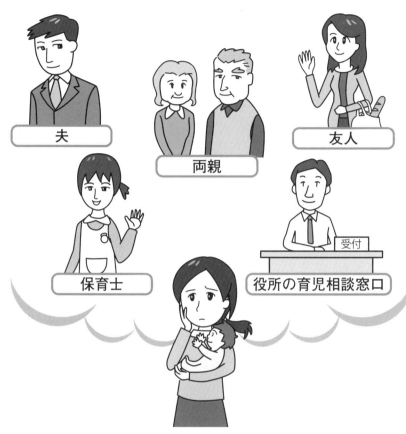

夫

両親

友人

保育士

役所の育児相談窓口

受付

潰瘍性大腸炎患者さんでも寛解期であれば通常通りの出産が可能です。

　出産後、問題になるのは母乳のことだと思います。表に示すように５−ＡＳＡ製剤、ステロイド、生物学的製剤投与中の授乳は問題ありませんが、免疫調節薬内服中の授乳は控えたほうがよいと思います。

　また、出産後に赤ちゃんはＢＣＧ、ポリオ、インフルエンザな

どさまざまなワクチンの接種を受けることになります。生物学的製剤の項でもお話ししたようにレミケード®などの抗体製剤は胎盤を通過して赤ちゃんに移行すると考えられておりＢＣＧ、ポリオなどの生ワクチン接種に注意が必要となります。原則、妊娠30週以後は抗体製剤の投与は控えたほうがよいでしょう。

　育児も寛解を維持していれば普通に行ってさしつかえありません。とはいっても健康な方だって育児にはストレスや不安がつきものです。潰瘍性大腸炎の患者さんは、特に赤ちゃんの夜泣きなどがストレスとなり、これが再燃、増悪の引き金になることがよくありますので、身近に相談できる人を見つけておいて何かあればすぐに相談するなどストレスを溜めないように心掛けて下さい。

第五章

潰瘍性大腸炎と
日常生活

日常生活
─食事、運動、睡眠─

▶ **指定難病医療受給者証とは**

　第一章で述べましたが、潰瘍性大腸炎は国が指定するいわゆる「難病」です。かつては特定疾患治療研究事業の対象疾患であり、この事業により潰瘍性大腸炎の患者数や患者さんの特徴（性別、年齢、出身など）がわかり、原因解明や治療研究に役立っていました。また対象疾患には、特定疾患医療受給者証が交付され、医療費の助成が受けられました。しかし対象疾患の増加、患者数の増加により予算事業としての限界を迎えつつありました。その状況を改善するため、2014年に成立したいわゆる「難病法」（「難病の患者に対する医療等に関する法律」施行は2015年）により、安定的な医療費助成の制度を確立し、難病の発症の機構、診断及び治療方法に関する調査及び研究もこの法律により安定的に行うことができるようになりました。対象疾患は現在の制度では「指定難病」と呼ばれています。

　指定難病は2019年10月現在333疾病あります。しかし対象疾患であっても、原則として重症度基準を満たさなければ医療費助成の対象から外されたり、受給者証申請の際の書類の一部（臨床調査個人票）を作成できるのが難病指定医に限られたり、といった制限もあります。ただし軽症者でも一定の条件を満たせば、「軽症高額特例」として医療受給者証が交付される場合もあります。軽

症高額特例とは、指定難病とそれに付随する傷病に関する医療費の総額（10割）が33,330円を超える月が、1年間に３回以上ある場合に該当します。また「高額かつ長期」といって自己負担上限額が低くなることもあります。高額かつ長期とは、医療費支給認定後、認定を受けた疾病に係る医療又は介護に要した費用の総額（10割）が50,000円を超える月が、1年間に６回以上ある場合、申請に基づき月額の自己負担上限額を軽減する特例制度です。複雑な制度なので、詳しくはお住まいの市町村の役所や保健所に確認してみて下さい。

▶ 食事はあまり神経質にならない

クローン病と異なり潰瘍性大腸炎は大腸のみの病気なので食事

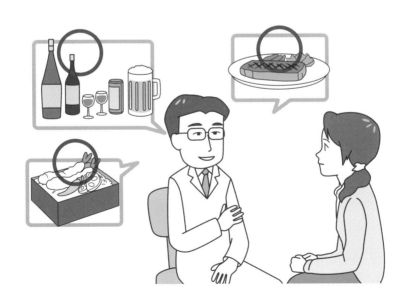

についてはそれほど神経質になる必要はありません。もちろん活動期で下痢、血便、腹痛などの症状がある場合は食事制限が必要です。重症なら入院の上、絶食・中心静脈栄養管理にして腸管を安静にしなければなりません。

　では入院の必要のない軽症または中等症の場合はどうでしょう？　軽・中等症の方は原則、低脂肪・高タンパク・高カロリーの食事を心掛けて下さい。 脂肪、特に質の悪い動物性脂肪は潰瘍性大腸炎を悪化させる原因になりますので原則ＮＧです。タンパク質は傷ついた腸壁を治してくれるのでたくさん摂りましょう。また、活動期では炎症を治すためにたくさんのエネルギーを消費しますので、これを補うために高カロリーの摂取が必要です。

　一方、症状が出ていない寛解期は暴飲暴食を避け、バランスのとれた食事をすればあまり厳しく制限する必要はありません。潰瘍性大腸炎になってしまったので一生好きな物が食べられないと思い込んでいる方もいるかもしれませんが、そんなことはありません。他の医療施設から紹介された患者さんが前の主治医から「あなたはもう一生お肉や揚げもの、乳製品を食べてはいけません。お酒も飲んではダメです。主食もお粥にしなさい。できれば、エレンタール®（小腸型クローン病の患者さんで摂取する成分栄養剤）を毎日飲みなさい」と言われ、これを忠実に守っていた方がいました。もちろん私はその患者さんに「そんな食生活は必要ありません。寛解期なら何を食べてもいいですよ。もちろん規則正しいバランスのとれた食生活を送ることは必要ですけどね」と言った

ところ感激して涙していま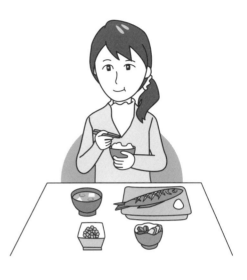
した。きっと明日からの生
活がバラ色になったからで
しょう。そりゃあそうです
よ。まだ20代の元気な若
者が一生お肉はダメ、そば
はいいけれど天ぷらそばは
ダメ、お酒もダメと宣言さ
れたらショックを受けるの
も当然です。寛解期に厳し
い食事制限をしたらむしろストレスになってしまい逆効果になる
場合もあります。バランスのとれた食事を規則正しく摂ることが
寛解を維持する秘訣です。家族、同僚、パートナーと同じ食事を
しても構いません。アフターファイブにワインだって飲んでも構
いません。ただし、夜遅く帰宅して脂っこいものをたらふく食べ
たり、毎日カップ麺やコンビニ弁当を食べたり、宴会などで暴飲、
暴食をしたりすることはNGです（もっとも健康な方でもこうい
う食生活を続けていれば身体に良いことはないわけですから、潰
瘍性大腸炎の患者さんならなおさらです！）。「潰瘍性大腸炎だか
らこれはダメ！」というものは特にありませんが、患者さん一人
ひとりには特定のものを食べるとお腹の調子がおかしくなると感
じるような食品があると思います。例えばラーメンを食べるとそ
の翌日に必ず下痢をしてしまうとか、牛乳を飲んだ日にはお腹が

ゴロゴロ鳴るとか、自身の経験から避けたほうが良いと思える食品については日頃から控えるといったセルフコントロールがむしろ大事です。

　一般に、食品で比較的良いと考えられているものは白米、うどんなどの消化のよい高エネルギー食、青魚、鶏肉、卵、大豆食品などの良質のタンパク質を多く含んだ食品です。特に、青魚から摂取できる魚油は炎症を抑えるといわれているエイコサペンタエン酸（ＥＰＡと呼ばれます）を豊富に含んでおり抗炎症効果があります。また、食物繊維というと消化されにくく大腸を刺激するから避けたほうがよいと思われがちですが、食物繊維には水溶性と不溶性のふたつがあり、バナナやリンゴなどの果物に含まれる水溶性食物繊維は腸管粘膜を修復する効果がありむしろ摂取したほうがよい食べものです。一方、ごぼう、たけのこ、しいたけなどに含まれる不溶性食物繊維は荒い繊維が腸管粘膜を傷つけやすいので避けたほうがよい食品です。また、刺激の強い香辛料、コーヒー、炭酸飲料なども摂り過ぎには注意しましょう。

　日頃から刺激のある食品や不溶性の食物繊維などは控え、低脂肪・高タンパク・高カロリーのバランスのとれた食事を心掛けることが長期の寛解維持につながります。

▶ 腸内細菌のお話

　ここで少し食事と深い関係がある腸内細菌のお話をしましょう。大腸の中には非常に多くの（数千兆の）細菌がお花畑のようにびっ

しりと敷き詰められて住んでいます。この腸内細菌たちは、外部から病原菌などの有害な菌が簡単に体内に入らないよう守ってくれる必要不可欠なものです。

　腸内細菌は「善玉菌」「悪玉菌」「日和見菌」の３種類に分類することができます。善玉菌と悪玉菌はよく耳にすると思いますが、その他に日頃あまり人間の健康に影響を与えない日和見菌という菌もいるのです。善玉菌は糖分・食物繊維で増え、腸内を酸性にして悪玉菌や病原菌の活動を抑える働きがあります。また、免疫力を高め下痢や便秘を防ぎ文字通り良い働きをする菌です。悪玉

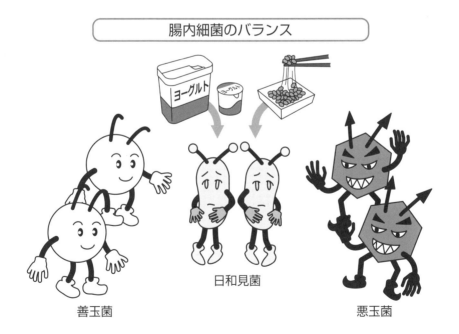

腸内細菌のバランス

善玉菌

日和見菌

悪玉菌

菌はタンパク質やアミノ酸で増え、腸内をアルカリ性にして腐敗を起こしたり、ガスを産生したりするお腹には良くない菌です。そして第三の菌である日和見菌は腸内のバランスが善玉菌・悪玉菌のどちらかが優勢になると、優勢なほうに加担するといった要領のよい菌です。通常、健康な人では善玉菌が優勢で、悪玉菌が劣勢ですが、偏った食生活（脂肪分だけが多く食物繊維の少ない食事や暴飲暴食）やストレス（過労や睡眠不足）などによって、そのバランスが崩れると悪玉菌が優勢になり、腸内環境が悪くなります。潰瘍性大腸炎の寛解期でも偏った食生活は禁物であり、善玉菌をたくさん増やし優勢にすることが腸の健康と寛解維持につながるわけです。

　また、最近では、プロバイオティクスという言葉が注目されています。これは腸内細菌のバランスを整え腸内の異常状態を改善し、健康に良い影響を与えてくれる生きた微生物、またはこれを含む食品のことで、乳酸菌やビフィズス菌を含んだヨーグルトなどの乳酸菌飲料や納豆菌を含んだ納豆などが該当します。ですから潰瘍性大腸炎の患者さんは、乳酸菌飲料や納豆などはたくさん摂取したほうがよいのです。ただし、体外から摂取したこのような生きた菌は腸内で発育、成長することはなかなか難しいため、毎日摂り続けることが大事です。また胃酸による影響を避けるために、胃液の薄まる食後に摂取するのが効果的といわれています。一方、オリゴ糖や食物繊維のように胃や小腸で消化・吸収されずに大腸まで到達してプロバイオティクスの栄養源となり善玉菌の

みを増やす食品成分のことをプレバイオティクスと呼んでいます。簡単に言えば善玉菌の餌になるもので、オリゴ糖を含んだ食品としてはタマネギ、キャベツ、バナナなどがあります。腸内環境を良くして健康増進をはかるためにはプロバイオティクスである乳酸菌やビフィズス菌とプレバイオティクスであるオリゴ糖を同時に取ると非常に効果があることがわかっています。ヨーグルトやバナナ、タマネギな

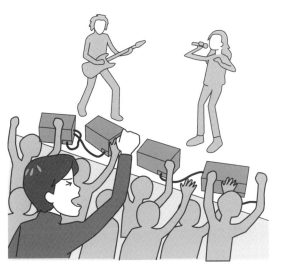
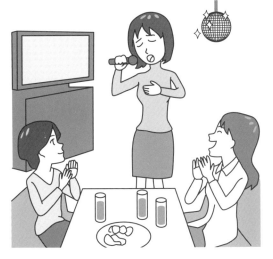

どを多く摂取し、腸内環境を善玉菌優位にすることで免疫力や解毒力が高まり、胃腸の働きを良くする効果が期待できます。乳酸菌やオリゴ糖を含むサプリメントなどを利用しても良いでしょう。

▶ ストレスについて

　ストレスは潰瘍性大腸炎再燃の要因のひとつです。だからといっ
て、現代社会では学校や会社、家庭においてストレスを感じずに
生活することは非常に難しいと思います。医師としては「ストレ
スを溜めないようにして下さいね」というしかありません。

　学校や会社などではいずれも今まで通りの生活スタイルで構い
ません。ストレスを減らすことも重要ですが、それが難しければ
ストレスを溜め込まないで発散することを心掛けて下さい。例え
ば、家族や友人と出かけたり、遊園地、ライブなどのイベントへ行っ
たり、趣味や習い事を堪能することでストレスは十分に解消でき
る場合も多いと思います。また、無理をせず、翌日まで疲れを残
さないように十分な睡眠を取ることも大変重要です。ストレスは
潰瘍性大腸炎の悪化の最大の敵と考えて下さい。

▶ トイレの問題

　健康な人の場合、1日1回の排便が理想だといわれます。もち
ろん、1日2回や2日に1回であっても本人の生活スタイルに合っ
ていて痛みやお腹の張りなどがなければ問題ないでしょう。しか
し潰瘍性大腸炎の患者さんの場合は寛解期であっても便回数が多
いことがあります。1日3〜4回トイレに行っても血便でなけれ
ば大きな問題はないと思います。最初は1日数回の下痢であって
も回数が徐々に増えて血便が認められるようになった場合は潰瘍

性大腸炎の再燃が考えられますのですぐに病院を受診し主治医の診察を受けて下さい。

　患者さんから「腹痛も粘液便もないのに、突然外出先でトイレに行きたくなるんです」というお話を聞くことがよくあります。その中には潰瘍性大腸炎とは別な病気である過敏性腸症候群（ＩＢＳ）を合併している可能性のある方もいます。実際、私の外来に通っている潰瘍性大腸炎の患者さんでも、特に直腸炎型の方ではこのＩＢＳを合併している人が結構います。ＩＢＳは大腸の機能に異常をきたしている病気で、内視鏡検査や血液検査をしても異常を認めません。大腸そのものに潰瘍などの器質的な異常をきたす潰瘍性大腸炎・クローン病などのＩＢＤとは全く別の疾患です。

　潰瘍性大腸炎でもＩＢＳでも、外出先で急にトイレに行きたくなるのは困りますね。調子が悪いのに仕事や学校が忙しく病院へ行かずに外出してしまい、どうしても間に合わずに下着を汚してしまった経験をお持ちの患者さんもいると思います。それを気に病んで外出することを異常に恐れて家を出なくなってしまった方も実際にいらっしゃいます。調子が悪くても出かけなければならない予定がある時は、事前に主治医に相談して下痢止めを処方してもらったり、レミケード®などの生物学的製剤の投与や血球成分除去療法の施行を予定日より前倒ししてもらうなど、自分の状況、病状に合わせて治療してもらうのも大事です。

▶ 運動は問題なし

　患者さんの症状や体調によって違いはありますが、潰瘍性大腸炎だからといってスポーツができないとか体育の時間を休まなければならないことはありません。むしろ適度な運動は腸の動きを整える効果があります。ただし血便や下痢がある活動期には過度な運動は少し控えたほうがよいかもしれません。また汗をかいたら水分をしっかり補給することも重要です。薬をきちんと服薬し寛解を維持していれば健康な方と同じように運動しても全く問題ありません。

　ただ自覚症状もなく自分では体調が良いと思っていても内視鏡

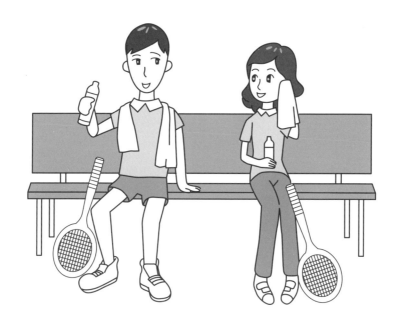

検査をしてみると大腸の粘膜にまだ炎症やびらんが認められるということもしばしばあります。大腸の粘膜に傷があると水分の吸収が十分にできないこともありますので、寛解期でも年一回は内視鏡検査を受けて自分の腸の粘膜の状態をしっかり把握しておくことが大事です。

　これは付け足しですが、潰瘍性大腸炎や他の病気の治療でステロイドを長期間投与された経験がある方は骨折に注意が必要です。第三章のステロイドの項でもお話ししましたが、ステロイドの長期使用により起こる頻度の高い副作用に骨粗しょう症があります。ステロイドを長期間使用した経験がある方は骨密度の低下が起こりやすいのでスポーツを始める前に骨密度の検査をすることをお勧めします。検査の結果によっては骨量を増加させる効果のあるビスホスホネート剤やカルシウム、ビタミン剤などによる治療が必要になるかもしれません。

▶ 睡眠がとれない時は

　潰瘍性大腸炎の患者さんの中には、夜布団に入るとお腹が痛くなる、便意で何度もトイレに行きよく眠れないという方もいるかと思います。実は腸の動きは自律神経と関わりがあります。

　少し遠回りになりますが自律神経について簡単に説明しましょう。心臓を動かすことや血液の流れの強さ（血圧）などは自分の意志でコントロールしていることではありません。内臓や内分泌系など不随意（意志に基づかない）器官は自律神経の働きによっ

て調節されています。自律神経には交感神経と副交感神経というふたつの神経系があります。緊張したり興奮したりしている時に心拍数が上がり、汗をかくのは交感神経の働きです。仕事や勉強など活発に動いていると交感神経が優勢になっています。この時には血管は収縮し、血圧は上昇、心肺機能は亢進していて胃腸の動きは鈍くなっています。逆に、休日にリラックスしたり、眠ったりしている時には副交感神経が優位に働いており血圧は低下し、心肺機能は抑制され、胃腸の動きは活発になっているといわれています。したがって、この時は胃酸や唾液も比較的多く分泌されているわけです。だから寝ぼけてよだれが垂れてしまった、なんてことが起こるのです（笑）。

　さて、腸の話に戻ります。つまり１日の仕事や勉強が終わって、夜になると腸のぜん動運動が活発になるのは今お話したように自律神経の働きのために起こるわけで異常なことではありません。１、２回の排便ですっきりするのなら問題ないと考えてよいでしょう。しかし、下痢や粘液便が何日も続けば再燃の可能性もあるので主治医に相談して下さい。問題となるのは頻回の下痢で十分な睡眠が取れず、寝不足から体調を崩してしまうことです。状況に応じて睡眠導入剤の使用を主治医に相談してみるとよいと思います。

東京山手メディカルセンターの紹介
（旧・社会保険中央総合病院）

文責／三雲社単行本編集部

70年以上の歴史を誇る病院

　東京山手メディカルセンターは、1947年の開院から社会保険中央総合病院（社保中）の名前で長く親しまれ、東京城西地区の地域医療を担ってきた。病床数418床を備え、１年間の入院患者数は10万人以上、１日平均外来患者数は1000人を超える（2018年度）。

　豊富な高度専門機器を備え、各診療分野で専門医を置き内科・外科の連携を緊密にするチーム医療を行っている。25の専門学会の認定施設として研修を行い、人材育成に注力している。また各診療科と中央部門（放射線部、検査部など）、コメディカル（看護師、技師、栄養士など）との連携もスムーズで患者本位の医療を目指している。

　そして2014年4月1日、独立行政法人年金・健康保険福祉施設整理機構が改組されて独立行政法人地域医療機能推進機構に運営が移管され、名称を東京山手メディカルセンターと変更した。

炎症性腸疾患分野では患者数日本一

　社会保険中央総合病院（現・東京山手メディカルセンター）は、潰瘍性大腸炎（ＵＣ）とクローン病（ＣＤ）の診療では以前から全国にその名が知られており、炎症性腸疾患センター、大腸肛門病センターには全国から紹介患者さんが訪れている。これは髙添正和医師の力が大きい。30年前から炎症性腸疾患診療に尽力してきた髙添医師は、全国各地で患者さんに啓発的な講演を行っており、独特の語り口で患者さんを魅了してきた。本書の著者、吉村直樹先生は千葉大学医学部附属病院時代からたくさんのＩＢＤの患者さんを診療しており炎症性腸疾患内科 診療部長として同院で最も多くのＩＢＤの患者さん（ＵＣ1000人、ＣＤ450人）を診療している。

　2019年現在、東京山手メディカルセンターでは、ＵＣ1300名、ＣＤ1900名、合わせて約3200名のＩＢＤの患者が診療を受けており、1年間に転居、セカンドオピニオンなどで同センターを紹介受診される患者さんの数は450名である。ＩＢＤ患者数は日本一といっても過言ではない。

第六章

どんどん進んでいる
潰瘍性大腸炎の内科治療

どんどん進んでいる
潰瘍性大腸炎の内科治療

▶ 潰瘍性大腸炎の治療目標

　ここまでこの本の中で何度も「この10年で潰瘍性大腸炎の治療は大変進歩しました」と言ってきましたが、変わったのは治療だけではありません。原因解明の研究や内視鏡検査の技術も進んでおり、さらに治療目標も変わってきました。ステロイドしか治療選択肢がなかった時代は下痢、下血、腹痛などの症状を抑えることが目標だったといってもいいでしょう。しかし、この10年で治療選択肢は飛躍的に増えました。第三章でお話したようなたくさんの治療が開発され、内視鏡検査も以前と比べたら楽に行えるようになりました。現在の治療目標は、ただ臨床的に症状を良くする（臨床的寛解）だけでなく、内視鏡検査を施行して内視鏡的にも「粘膜治癒（mucosal healing：ムコーザル・ヒーリング）」を達成することに変わってきており、この両者を合わせて「完全寛解（deep remission：ディープ・レミッション）」という言葉で呼んでいます。

　「粘膜治癒」という言葉はあまり聞かないかもしれませんが、現在、潰瘍性大腸炎、クローン病などのＩＢＤにおいて治療目標となっているフレーズです。「粘膜治癒」は言葉のとおり、腸管の粘膜が治癒（治っている）ということです。当たり前じゃないかと言う患者さんも多いかと思います。しかし、これまでは「患者さ

んの感じる症状を良くする」ことが目標だったのですが、臨床現場では痛みや下痢、血便などの症状は改善しても、腸管ではまだ炎症がくすぶっていたり、ただれが残っていたりということが結構多いことがわかったのです。

　腸管に炎症やただれが残っているのに患者さんの症状がなくなったからといって寛解導入療法から寛解維持療法に変更してしまったり、薬の量を減らしてしまったら再燃する可能性はもちろん高くなります。それだけではありません。もっと怖いのは症状がなくなったことで安心してしまい腸管に炎症が残ったまま何年も放っておくとガンを合併するリスクが高まるということです。

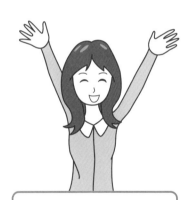

臨床的寛解
（自覚症状がない状態）

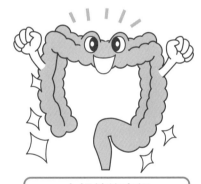

内視鏡的寛解
（内視鏡検査で粘膜治癒が
達成された状態）

完全寛解
（治療目標）

　活動期の潰瘍性大腸炎患者さんの腸管粘膜は、潰瘍やただれが連続的に見られ、健康な状態なら透けて見える血管網が見えなくなっています。赤く腫れている部分もあり、膿のような粘液が付着していて内視鏡のスコープが少し触れただけでも出血してしまうこともあります。治療により腸管粘膜のただれや、潰瘍が改善、消失し元々の血管網が認められる状態になることを「粘膜治癒」と呼びます。粘膜治癒が達成されれば再燃の可能性は極めて少なくなり、入院率、手術率も低くなるという報告があります。今日の潰瘍性大腸炎の治療目標は患者さんの目の前の症状をただ改善する「Care（ケア）」から粘膜治癒を達成する「Cure (キュア)」へと変わってきていることをよく覚えておいて下さい。したがって、入院を要する重症患者さんは退院後の寛解期でも定期的に内視鏡検査を受けて粘膜治癒が維持されているかどうかを自分でも確認することが大事になります。

▶ 期待される新規治療薬（※）

　日本は潰瘍性大腸炎の寛解導入療法においては世界でも最多の治療オプションを有する国であり、内科治療の進歩により支障なく日常生活を送れる患者さんの数は増えています。しかし現在の内科治療をもってしても寛解できない難治症例があるのも事実です。そこで今後の課題をいくつかお話ししたいと思います。

　まず20万人を超えた潰瘍性大腸炎の患者さんのうち5〜10％いるといわれる重症・劇症、難治性の患者さんの治療をどうするか

※　この項は初版発行(2014年9月)時の情報に基づいています。増補改訂版(2019年10月)の最新情報はP137からの「最新情報」をご覧下さい。

という問題です。しかしこの問題も少しずつ解決に向かっています。というのは、生物学的製剤インフリキシマブ・アダリムマブ、免疫調節薬タクロリムス・シクロスポリンなど強力な治療薬の登場により、これまでなら手術になっていた患者さんの70～80％が手術を回避できるようになったからです。もちろん、なかには内科治療抵抗性で手術を選択せざるを得ない患者さんもいますが、手術になる患者さんの数は今後どんどん減っていくと思います。

　潰瘍性大腸炎の新規治療薬の開発は急ピッチで進められており、日本でも現在いくつも治験が行われています。少しだけお話すると、寛解期の１日１回の服用が認められている５-ＡＳＡ製剤は2014年３月現在ではペンタサ®だけですが、アサコール®でも同様の治験が行われています。また、プレドニゾロンと比べてはるかに副作用の少ないブデソニドというステロイドの泡状の注腸製剤（ブデソニド注腸フォーム）の治験は終了しましたが、患者さんの評判、手応えが結構良かったので近い将来保険適用になるかと思います。抗体製剤ではヒュミラ®と同様のＴＮＦαに対する完全ヒト型の抗体製剤ゴリムマブの治験が現在も進行中です。ゴリムマブはリウマチでは既に日本でもシンポニー®という名前で保険適用になっています。ヒュミラ®と同様に皮下注射型の抗体製剤ですが、寛解維持療法は４週に１回の投与で済みます。さらにＴＮＦα以外の分子を標的とした抗体製剤の開発も進んでいます。潰瘍性大腸炎では血液中のリンパ球表面にあるインテグリンという接着分子が血管内の細胞に接着して炎症が惹起されますが、このα４β

７インテグリンを特異的にブロックするベドリズマブという抗体製剤の治験が国内外で進行中です。欧米で最も期待されている抗体製剤で海外での難治性潰瘍性大腸炎に対する奏効率は50％以上と報告されています。ＴＮＦαとは異なる標的（α４β７インテグリン）に作用してリンパ球の血管内皮細胞への接着を抑制する働きがあり、保険適用となればレミケード®、ヒュミラ®などの抗ＴＮＦα抗体製剤が効かない症例にも期待できる薬剤となりそうです。さらに、α４インテグリンに対する接着阻害薬であるＡＪＭ３００という経口剤の治験も終了しました。これは低分子化合物からなる経口剤で抗体製剤ではないため安全性、利便性の面でかなり期待できます。私が勤務する病院でも高い有効性を認めており保険適用になる日が待ち遠しい薬剤です。

　最後に今話題になっているジェネリック（後発）医薬品のことをお話ししましょう。特許期間が切れたあとに発売されるジェネリック医薬品が日本でも多数、臨床の場で使われています。潰瘍性大腸炎の基本薬であるペンタサ®のジェネリックだけでも数種類あります。ＩＢＤ以外の疾患ではジェネリックの処方が増えていますが、私は潰瘍性大腸炎の患者さんは敢えてジェネリックに変える必要はないと思います。同じメサラジン製剤で主成分は同じであっても添加物などの副成分、製法が異なるため溶解速度などは先発のペンタサ®とは同一ではありません。ですから、ジェネリックへの切り替えはベネフィット（利益）とリスクを考えた上で慎重に行って下さい。さらに、最近ではレミケード®などの生物学的

（バイオ）製剤のジェネリック（バイオシミラー）の開発も製薬各社で進んでおり、韓国ではレミケード®のバイオシミラーがリウマチ領域で承認されました。バイオシミラーは高額なバイオ製剤の薬剤費削減を目的として世界的にも期待されている薬剤です。ただ、バイオ製剤は遺伝子組み換え技術を応用して製造されるため、ジェネリックといっても通常の薬剤の場合と比べたら開発に高額な費用がかかる上に安全性の面での危惧もあり、日本でＩＢＤ領域で承認されるのはまだ先だと思います。

▶ 過剰なステロイド漬けを防ぐために

　もうひとつ課題として挙げられるのは、不適切なステロイドの投与です。第三章のステロイドの項でもお話ししましたが、非常に大事なことなのでもう一度詳しく解説しましょう。

　潰瘍性大腸炎の治療では長期にわたるステロイド投与は「百害あって一利なし」です。ステロイドも十分量を適切に使用すれば切れ味は抜群ですが、漫然とだらだらと内服を続けることは非常に危険です。ステロイドには寛解維持効果のエビデンスはなく、ただステロイドの総投与量が増えるだけです。言い換えれば、副作用の発現率がどんどん高くなっていくだけです。ステロイドは切れ味の良いクスリですが、主治医が使い方を誤るとリスクに変わってしまうのです。

　紹介されてくる患者さんの中には低用量（５〜10mg）のステロイドを長期間ず〜っと処方されていた方も少なくありません。「潰

瘍性大腸炎の寛解維持治療なのに何年間もステロイドを処方され
ている。この治療おかしいのではないか？」と疑問に思うことが
あったら、他の先生の話を聞いてみる（セカンドオピニオン）機
会をもつことが非常に大切です。「長い間、この先生に診てもらっ
ているから悪くてそんなことは言えない」と遠慮してしまい自分
ではおかしいと思いながらもず～っとステロイドを飲んでいた患
者さんもいました。また「あなたはステロイドをこうやって少量
飲み続けているから元気でいられるのですよ」と間違った知識を
植え付けられてステロイドを飲み続けていた患者さんもいました。
「この治療おかしいのではないか？」と疑問に思ったら、ぜひセカ
ンドオピニオンとして、他の専門医の話を聞いてみることも大切
です。我々ドクターは患者さんを選べませんが、患者さんには主
治医を選ぶ権利があるのです。

▶ ガン合併の問題

　最後にガンについてのお話をします。潰瘍性大腸炎の患者さん
は健常者の方と比べてガンを合併しやすいとの報告があります。
特に長期罹患患者さんでは発ガン率が高まり、累積ガン化率は10
年で0～5％、20年で8～23％、30年で30～40％といわれてい
ます。また、病型別では全大腸炎型の方はリスクが高いと報告さ
れています。したがって、発症から10年以上経過している全大腸
炎型の方は特に注意が必要です。
　なぜ潰瘍性大腸炎ではガンの合併率が高いのでしょうか？　最

近、慢性的に炎症がくすぶっていると発ガンリスクが高まるということがわかってきました。では発ガンを予防するにはどうしたらよいのでしょうか？　まずガンを早期に発見することが大事であり、定期的に内視鏡検査を受ける（サーベイランス）ことをお勧めします。もうひとつ大事なことは5-ＡＳＡ製剤の服用です。最近の研究によれば5-ＡＳＡ製剤をきちんと継続して服用している患者さんは、服用していない患者さんに比べて発ガン率が低いという報告もあります。これは5-ＡＳＡ製剤に発ガンを抑制する効果があるということではなく、5-ＡＳＡ製剤の継続的な服用により炎症がコントロールされているためだと考えられています。

悩んでいないでガンの早期発見のために年に1回の内視鏡検査を！

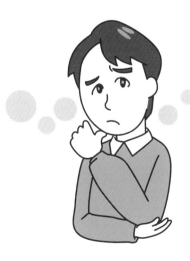

潰瘍性大腸炎治療の最新情報

潰瘍性大腸炎という病気は、現在でも患者さんが増え続け、また治療・病因解明の研究も世界中で進んでいます。ここでは、初版発行（2014年9月）以降に新しく登場した治療について紹介します。

▶ ５－ASA製剤

○ペンタサ顆粒94％®

　2015年12月にペンタサに顆粒の剤形（ペンタサ顆粒94％®）が登場しました。従来の真っ赤なシートの錠剤から、女性好みの明るいパステルカラーのスティック状の包装に変わっています。これまでペンタサには錠剤しかありませんでしたが、250mg錠だと飲む錠数が多くなり大変、500mg錠だと大きすぎて飲みにくいという声をよく耳にしました。顆粒にすることでこれまでの錠剤の大きさや錠数に伴う患者さんの服薬負担が軽減し、また、コンパクトな剤形ですので旅行時でも持ち運びに便利かと思います。

　「ペンタサ顆粒94％®」（これが正式な名前です）の「94％」とは、有効成分であるメサラジンの含量を示しています。つまり有効成分のメサラジンの含量が94％と高く、逆に添加物がこれまでの錠剤と比べかなり少なくなっています（実は、顆粒剤の添加物は6％ですが、錠剤は1/3が添加物です）。ペンタサを高用量4000mg服薬するに際してもこれまではペンタサ250mg錠なら16錠、500mg錠なら8錠服薬しなければなりませんでしたが、ペンタサ顆粒94％®2000 mgなら2本のスティックを開封して服薬すればよいのですから、アドヒアランス（※）

※　アドヒアランスとは、治療や服薬の決定に、患者が積極的に関与し、その方針で治療を受けること

の向上も期待できます。現在、2000mg、1000mg、500mg、250mg
と４つの分包が発売されていますが、実際に服薬するのは2000mgと
1000mgの２種類の分包だと思います。

○アサコール®１日1回処方

回腸末端から大腸全域にメサラジンが放出されるpH依存型のメサラ
ジン放出調整薬アサコール®も、2017年５月にペンタサと同様に１日
１回の服用が認められました。アサコール®2400mgを1日3回服薬した
場合と、1日1回で服薬した場合の比較試験を行い、再燃率、副作用の
発現に差がないことが確認されたからです。もちろんこれは寛解期で
低用量の６錠（2400mg）服薬の場合だけであり、活動期には3600mg
を３回に分けて服用することになっています。

患者さんにとっては1日3回よりは2回、2回よりは1回というように
服薬回数が少ないほうが嬉しいわけです。１日３回の服薬だとどうして
もお昼の分を飲み忘れることが多く、この飲み忘れが重なると再燃にも
繋がります。寛解期における１日１回の服薬が認められたことでアサコー
ル®の飲み忘れはかなり減るかと思います。ただし、寛解期においては１
日１回で飲むことができるようになっただけで、錠数が気になる方はこ
れまで通り３回に分けて飲んでももちろんＯＫです。重要なことは自分
のライフスタイルに合った飲み方を見つけて服薬を遵守することです。

○リアルダ®

2016年11月に日本では４番目となる５-ＡＳＡ製剤リアルダ®が発売

されました。リアルダ®はアサコール®と同様のコーティングを持った pH依存型のメサラジン製剤ですが、メサラジンが直腸までの大腸全域に持続的に放出されるようにさらなる工夫がされています。リアルダ®はマルチマトリックス（ＭＭＸ）と呼ばれる従来の５−ＡＳＡ製剤にはない画期的な構造をとっています。すなわち、薬効成分のメサラジンが親水性基剤と親油性基剤と三位一体となってコーティング内の薬効部に分散されています。このＭＭＸ構造により本剤が回腸末端へ到達し、周囲のコーティングが溶解して薬効部が腸液にさらされても親水性基剤がゲル化して膨らむためメサラジンの放出が緩やかになっているのです。一方で親油性基剤の方は腸液が侵入して薬効部が一気に崩壊するのを防ぐ防波堤の役割をしています。以上からメサラジンを10時間以上にわたり直腸までの大腸全域に持続的に放出することが可能になったわけです。

　５−ＡＳＡ製剤は長期にわたって服用しなければならない潰瘍性大腸炎の基本薬ですので服薬回数、錠数が少ない、利便性が高い薬剤が望まれます。また、患者さんの本音としては坐剤、注腸剤などの局所製剤はなるべく使いたくないわけです。私の勤務する病院でも既存の５−ＡＳＡ製剤からリアルダ®に切り替えることで40％の患者さんがすでに使用していた局所製剤から離脱できています。また、56％の方が切り替えにより飲み忘れがなくなったと回答しています。活動期の辛い時でも高用量4800mgの服用が１日１回で済むアドヒアランスに優れたリアルダ®はＵＣ患者さんにとっては"持って来い"のお薬かと思います。リアルダ®は冷所保存ですが、それほど神経質になる必要はありません。１週間程度の期間であれば室温で保存しても構いませんので、旅行先

へも持参できます。気がついたら冷蔵庫に入れることを心掛けて下さい。

名医のポイント

今日、5-ＡＳＡ製剤の種類、剤形、服薬方法は多様になっています。今、飲んでいる5-ＡＳＡ製剤について「飲みにくい」「飲み忘れてしまう」「有効性が感じられない」など、なにか不満があれば必ず主治医に相談して自分に一番合っていると思われる5-ＡＳＡ製剤を処方してもらい自分のスタイルで服薬して下さい。寛解期になると油断して特にお昼の分の飲み忘れが多くなる傾向にあります。

毎日きちんと飲むこと（服薬遵守）が再燃予防に繋がることを肝に銘じて下さい。

▶ステロイド

○レクタブル® 2mg注腸フォーム14回（ブデソニド）

　P131でも紹介したブデソニドの注腸フォーム剤が保険適用になりました。ブデソニドとはステロイドのひとつですが、従来のステロイドであるプレドニゾロンと異なり、体内に吸収されたあと肝臓で速やかに代謝されるため血中への移行が16％と低く、逆に局所での作用が強いためプレドニゾロンと比べて副作用が少ないといわれています。2017年12月にこのブデソニドを有効成分とした局所製剤「レクタブル®2mg注腸フォーム14回」が発売されました。

レクタブル（Rectabul）はレクタム（Rectum：直腸）とバブル（Bubble：泡）とを掛け合わせた名前ですが、ブデソニド含有の泡が直腸を中心におおむねＳ状結腸まで届くと報告されています。これまでの液状の注腸剤は準備が大変だ、体位変換が面倒だ、漏れやすいなどの理由からアドヒアランスが低下してしまう傾向にありましたが、本剤はこれまでの注腸剤のイメージを払拭した新しいタイプの局所製剤です。また、コンパクトな剤形ですので旅行先にもバッグに入れて持って行くことが容易です。レクタブルは１日２回の投与で１本の容器で14回（７日間）使用できます。当院でも「使いやすい」、「薬液が漏れない」などの声を患者さんからたくさん聞き、これまでの局所製剤とは違う確かな手応えを感じています。レクタブルの登場でＵＣ患者さんのＱＯＬのさらなる向上が期待できるかと思います。

▶ 生物学的製剤

○シンポニー®（ゴリムマブ）

　潰瘍性大腸炎で使える抗ＴＮＦα抗体製剤は長らくレミケード®、ヒュミラ®の2剤だけでしたが、2017年３月に潰瘍性大腸炎では3番目の抗ＴＮＦα抗体製剤となるシンポニー®が発売されました。欧米では2013年からすでに潰瘍性大腸炎の治療薬として使用されていましたが、ようやく日本でも潰瘍性大腸炎に使えるようになったわけです。作用機序は、レミケード®やヒュミラ®と同じく炎症を引き起こすサイトカインのひとつであるＴＮＦαの働きを抑えることで潰瘍性大腸炎の症状を改善させます。

最新
情報

　ところで、レミケード®やヒュミラ®など既存の抗ＴＮＦα抗体製剤にはないシンポニー®の特徴はなんでしょうか？　少し難しい話になりますが、シンポニー®は完全ヒト型のモノクローナル抗体であるという点です。ヒュミラ®も完全ヒト型のモノクローナル抗体ですが、シンポニー®とは製造法が異なります。シンポニー®は特定の遺伝子の機能を失わせてヒト由来の抗体しか産生しないノックアウトマウス（※）を使って製造しているため、100％ピュアな完全ヒト型の抗体製剤となっているのです。このことからシンポニー®を投与しても体内で異物として認識されにくいため、副作用や効果減弱の発現も既存の抗ＴＮＦα抗体製剤と比べて低いといわれています。

　皮下注射製剤ですが、自己注射は認められておらず、医療機関での投与が義務づけられています（2019年10月現在）。寛解導入治療では初回200mg、2週間後に100mg、6週間後に100mgを投与します。効果を認めた場合は以後4週間毎に100mgを投与する寛解維持治療に移行します。

　2019年10月現在、潰瘍性大腸炎に使用できる抗ＴＮＦα抗体製剤はレミケード®、ヒュミラ®、シンポニー®の３剤ありますが、使い分けはどうすればよいのでしょうか？　実はまだ使い分けについてのエビデンスはありません。今後、症例の研究結果がたくさん集積されていくことで、各薬剤の位置づけ、使い分けなども確立していくかと思います。シンポニー®は発売当初は先行のレミケード®やヒュミラ®の効果減弱例や副作用例に用いる場合が多かったのですが、最近ではステロイドが効かない中等症例においては1st（最初）の抗ＴＮＦα抗体製剤とし

※　ノックアウトマウスとは、遺伝子操作によりひとつ以上の遺伝子を無効化させたマウス

て導入するケースが増えてきています。レミケード®の２時間の投与時間が嫌だ、副作用が心配だ、ヒュミラ®による自己注射は苦手だという患者さんには持って来いの生物学的製剤だと思います。抗ＴＮＦα抗体製剤が未使用の患者さんにも投与できます。

○ヒュミラ®ペンタイプ（アダリムマブ）

　2019年10月現在、潰瘍性大腸炎で使える抗ＴＮＦα抗体製剤は３剤ありますが、自己注射が認められているのはヒュミラ®だけです。これまでのシリンジタイプのヒュミラ®においては、注射針が見えて怖い、注入の際の痛みが辛い、注入に時間がかかるなどの不満の声がありましたが、2018年6月にオート・インジェクトのペンタイプ（正式にはヒュミラ®皮下注 40mg ペン0.4mL、80mg ペン0.8mL）が発売になり、患者さんの不満が一気に解消されました。従来のシリンジタイプと違い、オート・インジェクトタイプは、針先が見えないようになっており、作動ボタンを押すことで薬液も自動的に注入されるので操作もより簡便で安全なものとなっています。

○エンタイビオ®（ベドリズマブ）

　P131で紹介したベドリズマブが、エンタイビオ®という商品名で2018年11月に発売されました。特定の細胞や因子だけを標的にして、その働きを抑える治療を分子標的治療といいます。前述のレミケード®などは「ＴＮＦα」というサイトカインを標的にしていますが、エンタイビオ®はリンパ球表面の「α４β７インテグリン」というタンパク

質を標的にしたヒト化抗α４β７インテグリンモノクローナル抗体製剤です。「ヒト化」ですので動物のタンパク質も少し含まれているわけです。

「α４β７インテグリン」とは、リンパ球表面に発現している接着分子として作用するタンパク質です。活動期の潰瘍性大腸炎の患者さんではこのα４β７インテグリンが、消化管粘膜の血管内皮細胞上にある「ＭＡｄＣＡＭ-１」というタンパク質と特異的にくっつく(結合する)ことでリンパ球が大腸組織内に入り込み、組織内を走り廻って炎症を引き起こすといわれています。エンタイビオ®はこのα４β７インテグリンとＭＡｄＣＡＭ-１との結合を阻害し、リンパ球が大腸組織内に入り込むのをブロックすることで腸管の炎症を抑えます。ＭＡｄＣＡＭ-１は腸管粘膜に特異的に存在するため、エンタイビオ®は腸管局所での免疫作用が強いといわれています。

エンタイビオ®は、レミケード®と同じく点滴での投与となりますが、30分程度で点滴は終了します。体重に関係なく１回の投与量は300mgと一定で、初回、２週、６週の３回の寛解導入治療後、８週間毎の寛解維持治療に移行します。

副作用としては、呼吸困難や蕁麻疹などの投与時反応や肺炎、結核などの感染症が起きる可能性がありますので、レミケード®と同様に、投与前には結核やその他の感染症の検査が必要となります。

エンタイビオ®をどのような患者さんに投与したらよいかについてはまだエビデンスはありません。現状では主に中等症から重症の抗ＴＮＦα抗体製剤がまったく効かなかった症例、あるいは効果減弱例や

副作用例などが良い適応だと考えられています。腸管のみに選択的に作用するためレミケード®と比べて感染症などの合併は少ないと報告されています。したがって、抗ＴＮＦα抗体製剤をまだ使用していないステロイドが無効な患者さんに最初から使用するケースも今後増えていくかと思います。しかし、一方で治験の結果や当院での使用経験から効果発現が緩徐で効果を認めるまでに時間を要することが明らかになったので、使用に際しては主治医とよく相談することが大切です。

○バイオシミラー

P132でお話ししたバイオ製剤（Ｂｉｏ）のいわゆる後発品（ジェネリック）であるバイオシミラー（Biosimilar、ＢＳ）が日本でも2010年以降、続々と登場しましたが、ＩＢＤ領域のＢＳとして2014年11月にインフリキシマブＢＳが承認されました。先発医薬品の特許が切れた後に違うメーカーが開発した有効成分、効果などが先発医薬品と同一の薬剤を後発品と呼びますが、Ｂｉｏの場合は後発品ではなく正式には後続品と呼びます。Ｂｉｏはヒトや動物のタンパク質から作られているため先行のＢｉｏとまったく同一なものはできないことから、有効性、安全性が先行品と同等・同質（似ている）であることを実験で検証しただけの薬剤です。バイオシミラーとは先行のバイオ製剤（Ｂｉｏ）に効果や安全性が似ているという意味の英語（Similar）を掛け合わせた用語で日本での正式名称はバイオ後続品となります。

しかし、ＢＳは多くの厳しい基準をクリアし、効果や安全性の面でも先行品と同様であることが確認されています。先行品レミケード®に

対するＢＳ（インフリキシマブＢＳ）は現在、３製品が発売されています。製造法は多少異なりますが、３製品とも効果、安全性は先行品とほぼ同様と考えられています。今日、国民医療費はどんどん増え続けていますが、これは2010年以降、超高価なＢｉｏが登場したことも一因となっています。ＢＳは先行品と比べて安価で薬剤費の支出を抑えることができるのでＢＳに切り替えている病院が増えているのが現状です。今後、ＢＳの有効性、安全性についての研究報告が待たれます。

▶ 低分子標的薬

○ゼルヤンツ®（トファシチニブ）

　ゼルヤンツ®は以前からリウマチの治療薬として使われていましたが、2018年5月に潰瘍性大腸炎にも適応になりました。活動期の潰瘍性大腸炎ではＴＮＦαという炎症を引き起こすサイトカインが過剰に産生されることで腸に炎症が起きているわけですが、この産生されたサイトカイン自身を標的とする薬剤が、レミケード®やヒュミラ®、シンポニー®などの抗ＴＮＦα抗体製剤です。一方、ゼルヤンツ®はヤヌスキナーゼ（Janus kinase：ＪＡＫ）というサイトカイン産生に関与している白血球内にある酵素を標的にした分子標的薬です。サイトカイン産生までの白血球内のシグナル伝達経路で重要な働きをしているＪＡＫの作用を阻害することで過剰なサイトカインの産生を抑え潰瘍性大腸炎の症状を改善するといわれています。抗ＴＮＦα抗体製剤は生物学的製剤ですが、ゼルヤンツ®は化学的に合成された低分子医薬品、経口薬ですので、抗ＴＮＦα抗体製剤の投与中に認められるアレルギー

症状、効果減弱は原則ありません。

　ゼルヤンツ®は、寛解導入治療だけでなく寛解維持治療でも使えます。寛解導入療法では１回２錠を１日２回、８週間服用しますが、８週間で寛解導入できない場合にはさらに８週間同じ用量で服用できます。寛解維持療法では1回1錠を１日２回服用しますが、副作用を認めなければ継続して維持投与ができます。また、効果が減弱してきた場合には１回２錠に再度増やすことも可能です。副作用については生物学的製剤と同様に感染症（特に帯状疱疹）に対する注意が必要です。

　ゼルヤンツの治療選択肢としての位置づけは現在のところまだ確立されていませんが、既存の抗ＴＮＦα抗体製剤無効例、効果減弱例がまず対象となります。経口薬で利便性に優れていますので、エンタイビオ®と同様に抗ＴＮＦα抗体製剤をまだ使用していないステロイド抵抗性の中等症の患者さんに対しても今後、導入するケースが増えるかと思います。服用上の注意としては、グレープフルーツジュースと一緒に飲むと作用が強く現れることがあるので、一緒に飲むことは避けて下さい。また、イムラン®、アザニン®などの免疫調節薬との併用、妊婦さんでは禁忌とされています。

▶ 新しい検査

○便中カルプロテクチン検査

　血液検査のところ（P39～）で炎症の指標となるマーカー、ＣＲＰについてお話ししましたが、2017年6月に精度のより高い便中カルプロテクチンの測定が承認されました。

カルプロテクチンとは、腸管内の好中球から分泌されるカルシウム結合タンパクのことで、腸管で炎症が起こると増加することが知られています。つまり、これを測定することで腸の炎症の有無や程度がわかるのです。さらに、潰瘍性大腸炎で最も重要とされる内視鏡検査で得られた活動性と相関する率も高いという報告もあります。

便中カルプロテクチンは検便の検査と同じように渡された検査キットの容器に便を採取して病院へ持参すると1週間程度で結果が出ます。これにより潰瘍性大腸炎による炎症の有無や程度（数値が高いほど、炎症の度合いが高い）がわかります。便中カルプロテクチンは室温でも3日程度は安定ですので、提出日の3日以内の便であれば検査が可能です。

便中カルプロテクチンは、検査が非侵襲的であるために内視鏡検査と比べ患者さんへの負担が少なく、また再燃時にはCRPより腸管特異的に上昇するといわれており、粘膜治癒や再燃予測の代用マーカーとして今後ますます広がっていくと思われます。ただし、保険適用は3ヵ月に1回で大腸内視鏡検査の施行と同じ月には測定できません。もちろん、ガンの早期発見まではできませんので測定に際しては主治医とよく相談して下さい。

○NUDT15

P66からチオプリン製剤（イムラン®、アザニン®、ロイケリン®）という免疫調節薬の副作用のお話をしましたが、日本人を含む東アジア人では、チオプリン製剤を服用した一部の患者さんにおいては早期に重度の白血球減少症や全身脱毛症といった重篤な副作用が生じることが

知られています。これまでは副作用の事前予測方法がなかったので、慎重な投与にもかかわらず一部の患者さんで重篤な副作用が発症し、服用の中断や入院加療を余儀なくされてきました。また、重篤な副作用への懸念から、チオプリン製剤の服用自体が受け入れられないことも少なくありませんでしたが、2019年２月にＮＵＤＴ（エヌ・ユー・ディー・ティー）15という酵素の遺伝子型の検査が保険承認となりました。

　ＮＵＤＴ15はチオプリン製剤の代謝に関わる酵素のひとつで、その遺伝子の型が副作用発現と関連があることが報告されました。その中で日本人にはおよそ１％しかいない特殊な遺伝子型の場合はＮＵＤＴ15の酵素活性が著しく低下するため、チオプリン製剤の薬効が強く出てしまい重度の白血球減少と高度の全身脱毛が必発することがわかったのです。

　今回、ＮＵＤＴ15の遺伝子の型を迅速に調べることができるキットが開発されたことでおよそ100人に１人いる重篤な副作用を発症する可能性のある患者さんが事前に特定でき、また、残りの99人の方が安心してチオプリン製剤を服用できるようになったわけです。ただし、保険適用はあくまでチオプリン製剤を初めて服用する前の検査だけで、また、生涯に一度しか検査できません。服用中の測定は認められていませんので注意して下さい。

○大腸カプセル内視鏡

　最近、大腸カプセル内視鏡検査を導入している病院が増えてきています。超小型カメラを内蔵したカプセルを口から飲み込み、消化管を通過しながら撮影された画像を数時間後に読影するという最新の大腸

内視鏡検査です。カプセル内視鏡検査も下剤は服用しますが、従来の大腸内視鏡検査と比べ、挿入時の苦痛がないのが特徴です。ただし、潰瘍性大腸炎の患者さんなら誰でも保険で受けられるわけではありません。まずは通常の大腸内視鏡検査を受け、疼痛などで挿入が途中までしかできなかったような患者さんの場合に限ってカプセル内視鏡が保険適用となりますので注意して下さい。また、腸管内の活動性を確認するだけの検査であり、生検組織検査はできませんので検査の目的を考えて選択することが必要です。

▶ 新しい治療薬はこれからも

　潰瘍性大腸炎の患者さんはどんどん増えています。現在では20万人を超えており、わが国の指定難病の中でも患者数が一番多い疾患となっています。現在も多くの臨床試験が行われていますが、これから紹介する薬剤の中には近い将来、承認されるものもあるかと思います（2019年10月現在）。

　P132でも紹介したＡＪＭ300（カロテグラストメチル）は、リンパ球表面の接着分子α４インテグリンと血管内皮細胞上のタンパク質の結合を阻害しリンパ球が大腸組織内に入り込むのを抑えるα４インテグリン阻害薬です。作用機序から考えればP143で紹介したエンタイビオ®と同じような薬剤ですが、本剤は生物学的製剤ではなく日本の製薬会社が開発した低分子の経口薬です。現在、第Ⅲ相試験が行われていますが、第Ⅱ相試験ではプラセボに対する有効性も認められており、承認されれば５−ＡＳＡ製剤無効症例におけるステロイドに代わる薬剤として注目されています。

フィルゴチニブはゼルヤンツ®（トファシチニブ）と同じ経口のＪＡ
Ｋ阻害剤ですが、ゼルヤンツ®が非選択的に３つのＪＡＫ（ＪＡＫ１＆
２＆３）を阻害するのに対し、フィルゴチニブはＪＡＫ１のみを選択
的に阻害します。したがってゼルヤンツ®で認められる帯状疱疹などの
副作用も少ないと言われています。現在、潰瘍性大腸炎で第Ⅲ相試験
が進行中ですが、承認されれば経口薬である利便性と安全性の面から、
ステロイド抵抗性の難治症例においては抗ＴＮＦα抗体製剤に代わる
薬剤として使用する機会も増えるかと思います。

　ステラーラ®（ウステキヌマブ）は乾癬という皮膚の病気やクローン
病ではすでに保険適用になっている生物学的製剤ですが、2020年には
潰瘍性大腸炎でも承認される予定です。レミケード®やヒュミラ®、シ
ンポニー®など生物学的製剤はＴＮＦαというサイトカインの働きを抑
えますが、ステラーラ®は別のサイトカインであるＩＬ（インターロイ
キン）-12とＩＬ-23の両者の働きを抑えます。実は、ＴＮＦαというサ
イトカインを放出している細胞を上流でコントロールしているサイト
カインがこのＩＬ-12/23なのです。ＴＮＦαが現場の大腸で暴走して
いる子分としたらＩＬ-12/23はＴＮＦαをコントロールしている親分
のサイトカインとなります。また、シンポニー®と同じ手法で作られて
いる完全ヒト型の抗体製剤ですので副作用や効果減弱の発現も低いと
報告されています。投与方法はクローン病と同じで初回（寛解導入療法）
のみ点滴です。寛解維持療法は12週（3ヵ月）に１回の皮下注射となる
ので利便性の面では優れていますが、自己注射は認められていません。

　スキリージ®（リサンキズマブ）はＩＬ-23を構成するp19というタ

ンパク質と特異的に結合することで、ＩＬ-23の働きを阻害し腸管の炎症を抑える薬です。2019年5月に乾癬で承認されましたが、潰瘍性大腸炎では第Ⅲ相試験が進行中です。本剤は寛解導入療法、維持療法いずれも皮下注射となります。

ミリキズマブもスキリージ®と同様のＩＬ-23p19を標的とした生物学的製剤で現在、第Ⅲ相試験が進行中です。本剤は寛解導入療法は点滴ですが、寛解維持療法は皮下注射となります。

ブデソニドはレクタブル®の項でも紹介しましたが、これまでのステロイドとは異なり血中への移行が少ないニューステロイドです。クローン病では既にゼンタコート®の名前でブデソニドのカプセル剤が発売されて軽症から中等症のクローン病の患者さんに使われていますが、主な作用部位は回腸の終末部から盲腸、上行結腸です。潰瘍性大腸炎でも現在、第Ⅲ相試験が行われていますが、潰瘍性大腸炎では薬効成分を大腸全域にまんべんなく届ける必要があるので、リアルダ®の項でもお話ししたようなマルチマトリックス（ＭＭＸ）構造の中にブデソニドが埋め込まれている構造をとっています。

以上の他にも、潰瘍性大腸炎ではいくつも治験や臨床試験が行われています。また、現在ある治療薬も服薬アドヒアランスの向上のために、用法・用量が今後、変更になることも予想されます。令和の新しい時代を迎え、潰瘍性大腸炎の治療はどんどん進んでいますが、これからはお薬の有効性だけでなく安全性、利便性、コストまでが求められる時代となります。患者さんのＱＯＬ向上につながるお薬が1日も早く承認されることを切に希望しています。

平成30年度潰瘍性大腸炎治療指針（内科）

寛解導入療法

		軽症	中等症	重症	劇症
左側大腸炎型	全大腸炎型	経口剤：5－ＡＳＡ製剤 注腸剤：5－ＡＳＡ注腸、ステロイド注腸 フォーム剤：ブデソニド注腸フォーム剤 ＊中等症で炎症反応が強い場合や上記で改善ない場合はプレドニゾロン経口投与 ＊さらに改善なければ重症またはステロイド抵抗例への治療を行う ＊直腸部に炎症を有する場合はペンタサ坐剤が有用		・プレドニゾロン点滴静注 ＊状態に応じ以下の薬剤を併用 　経口剤：5－ＡＳＡ製剤 　注腸剤：5－ＡＳＡ注腸、ステロイド注腸 ＊改善なければ劇症またはステロイド抵抗例の治療を行う ＊状態により手術適応の検討	・緊急手術の適応を検討 ＊外科医と連携のもと、状況が許せば以下の治療を試みてもよい。 ・ステロイド大量静注療法 ・タクロリムス経口 ・シクロスポリン持続静注療法※ ・インフリキシマブ点滴静注 ＊上記で改善なければ手術
直腸炎型		経口剤：5－ＡＳＡ製剤 坐　剤：5－ＡＳＡ坐剤、ステロイド坐剤 注腸剤：5－ＡＳＡ注腸、ステロイド注腸 フォーム剤：ブデソニド注腸フォーム剤　　＊安易なステロイド全身投与は避ける			
難治例		**ステロイド依存例**		**ステロイド抵抗例**	
		免疫調節薬：・アザチオプリン・6－MP※ ＊（上記で改善しない場合）： 　血球成分除去療法・タクロリムス経口・インフリキシマブ点滴静注・アダリムマブ皮下注射、ゴリムマブ皮下注射・トファシチニブ経口・ベドリズマブ点滴静注を考慮してもよい ＊トファシチニブ経口はチオプリン製剤との併用は禁忌		中等症：血球成分除去療法・タクロリムス経口・インフリキシマブ点滴静注・アダリムマブ皮下注射・ゴリムマブ皮下注射・トファシチニブ経口・ベドリズマブ点滴静注 重　症：血球成分除去療法・タクロリムス経口・インフリキシマブ点滴静注・アダリムマブ皮下注射・ゴリムマブ皮下注射・トファシチニブ経口・ベドリズマブ点滴静注・シクロスポリン持続静注療法※ ＊アザチオプリン・6－MP※の併用を考慮する（トファシチニブ以外） ＊改善がなければ手術を考慮	

寛解維持療法

非難治例	難治例
5－ＡＳＡ製剤（経口剤・注腸剤・坐剤）	5－ＡＳＡ製剤（経口剤・注腸剤・坐剤） 免疫調節薬（アザチオプリン、6－MP※）、インフリキシマブ点滴静注※※、アダリムマブ皮下注射※※　ゴリムマブ皮下注射※※・トファシチニブ経口※※・ベドリズマブ点滴静注※※

※：現在保険適応には含まれていない　　※※：それぞれおなじ薬剤で寛解導入した場合に維持療法として継続投与する

5－ＡＳＡ経口剤（ペンタサ® 顆粒/錠、アサコール® 錠、サラゾピリン® 錠、リアルダ® 錠）、5－ＡＳＡ注腸剤（ペンタサ® 注腸）、5－ＡＳＡ坐剤（ペンタサ® 坐剤、サラゾピリン® 坐剤）
ステロイド注腸剤（プレドネマ® 注腸、ステロネマ® 注腸）、ブデソニド注腸フォーム剤（レクタブル® 注腸フォーム）、ステロイド坐剤（リンデロン® 坐剤）
＊（治療原則）内科治療への反応性や薬物による副作用あるいは合併症などに注意し、必要に応じて専門家の意見を聞き、外科治療のタイミングなどを誤らないようにする。薬用量や治療の使い分け、小児や外科治療などの詳細は本文を参照のこと。

あとがき

　私と潰瘍性大腸炎との出会いは20年以上前の千葉大学の研修医時代に遡ります。医師になって初めて受け持った患者さんが潰瘍性大腸炎の若い女性でした。学生時代の国家試験の勉強で潰瘍性大腸炎について少しは知識がありましたが、医師として潰瘍性大腸炎の患者さんと接してみてステロイド漬けにされて転院して来る患者さんの数の多いことにびっくりしました。「この患者さんは一生ステロイドから離脱できないの？」とか「ステロイド以外の副作用の少ない特効薬は他にないのか？」などの疑問を持ち、潰瘍性大腸炎という難病についてもっと勉強してみたくなったのが出発点です。ただ、大学というところは自分のやりたいことが全部かなう場所ではなく、研究室、教室の都合もあって私の博士論文のテーマは実はピロリ菌でした（笑）。

　今回、潰瘍性大腸炎の患者さんのためにできるだけわかりやすくこの本を書いてみました。治療編は特に力を入れて精力的に書いたつもりです。薬剤の名前（一般名、商品名）などがたくさん出てきてやや煩雑だったかもしれませんが、実際の診療で使われるものですのでそのまま記しました。「はじめに」でも述べたように大事なのは「正しい知識と適切な治療」です。「潰瘍性大腸炎になってしまってどうしたらいいかわからない」「普通に進学、就職、結婚できるのか」と思っていた患者さん、ご家族の方もこの本を読

んで不安をぬぐっていただけたのではないでしょうか。

　潰瘍性大腸炎の治療も昔は主にステロイド剤しかなかったのですが、この10年間で治療オプションが増え、日本における治療オプション数は世界一といっても過言ではありません。だからといって、自分の好きなオプションを好きな時に勝手に用いてもこの病気は絶対によくなりません。患者さんのQOL（生活の質）を考えた適切なオプションを選択しなければいけないのです。私たち専門医は常にこのことを考えて患者さんに接しています。この本が潰瘍性大腸炎の患者さんが幸せな人生を送る手助けになればこんなに嬉しいことはありません。

　最後に、この本を作るにあたりサポートをしてくれた三雲社単行本の編集部のみなさんと協力していただいたすべての方々に御礼申し上げます。特に、編集部の森田伸二さんには大変お世話になりました。この場を借りて深謝申し上げます。

患者数日本一の名医が教える 潰瘍性大腸炎の本（増補改訂版）

2020年1月20日　第2版
1300円（税別）

著　者	吉村直樹
デザイン	倉浪宏行（kr-create）

編　集	株式会社三雲社
発行者	串間努
発行所	株式会社三雲社 埼玉県さいたま市北区櫛引町2-305-1 杉崎櫛引2ビル2階 電話　（048）662−7555　FAX（048）654−6256 URL　http://www.mikumosha.co.jp/
印刷・製本	有限会社グッドスタッフ